ANDREAS LANZ

# Der Powereffekt – die Macht der Selbstverantwortung

ANDREAS LANZ

# DER POWEREFFEKT

## DIE MACHT DER SELBSTVERANTWORTUNG

Stämpfli Verlag

INHALT

# VORWORT

Es war eine E-Mail unter vielen, damals vor drei Jahren. Und trotzdem habe ich sie bis heute nicht vergessen. Die Nachricht kam von meinem Mittelschullehrer, kurz nachdem ich mein erstes Buch, «Das AWL-Prinzip», veröffentlicht hatte. Er bat mich, ihm ein Exemplar zu schicken. Seine Begründung: Er müsse dieses Buch einfach in den Händen halten, weil er sich bis heute an meine Aufsätze erinnere. Die waren meistens mehr rot als tintenblau, voll mit Wellenlinien, Korrekturen und Anmerkungen. Und ausgerechnet dieser Schüler sei unter die Buchautoren gegangen. Ganz ehrlich: Es ist in den letzten 30 Jahren kein Wunder passiert. Ich bin nach wie vor kein Buchautor, sondern Trainer, Referent und Unternehmer. Und ich hätte nie gedacht, dass ich tatsächlich ein zweites Buch schreiben würde. Aber irgendwann kam das Bedürfnis, es doch zu tun, weil ich Ihnen nämlich noch einiges zu erzählen habe.

Nach der Veröffentlichung meines ersten Buches wurde ich für Referate und Workshops zum «AWL-Prinzip» angefragt – von Schulen, Firmen und Institutionen. Gleichzeitig betreute ich mit meiner Firma TATKRAFT-werk viele unterschiedliche Menschen auf dem Weg zu ihrem Wohlfühlkörper. In dieser Zeit konnte ich wertvolle Erfahrungen sammeln, und mit der Zeit wurde mir einiges klar. Ich weiss jetzt, was es braucht, damit Menschen ihre Komfortzone verlassen. Und warum einige bereit sind, mehr zu leisten, als sie jemals gedacht hätten. Ich habe aber auch hautnah miterlebt, wie Sorgen und Ängste viele Menschen davon abhalten, diesen wichtigen Schritt zu wagen.

Dieses Buch ist für Menschen, die einen Motivationsschub brauchen und die bereit sind, für sich selbst Verantwortung zu übernehmen. Sie werden Antworten und Lösungsvorschläge auf Fragen finden, die Ihnen auf der Reise vom Gestern ins Morgen immer wieder begegnen. Auf den kommenden Seiten helfe ich Ihnen mit praktischen Hinweisen und Tipps, Ihre Ziele zu erreichen und längerfristig erfolgreich zu bleiben.

Es gibt einige Verhaltensweisen und Trends, die wir auf dem Weg dorthin hinterfragen müssen. Beispielsweise wird heute ein extremer Körperkult betrieben. Teenager eifern Vorbildern nach, die digital perfektioniert wurden. Wer sich nicht vegan ernährt, einen Waschbrettbauch hat und noch vor dem Frühstück einen Marathon läuft, hat keine Anerkennung verdient. So eifern junge Menschen einem Bild nach, das es in Wirklichkeit nur in Ausnahmefällen gibt. Dabei werden sie frustriert oder gar krank. Ganz anders die Erwachsenen: Viele Menschen zwischen 30 und 60 Jahren schleppen ein paar Kilos zu viel mit sich herum. Die meisten stören sich an ihrem Aussehen und sind sich bewusst, dass sie ihrer Gesundheit keinen Gefallen tun. Und trotzdem akzeptieren sie ihren Zustand. Zwei verschiedene Generationen, zwei unterschiedliche Erscheinungsbilder. Wenn es um Körperbewusstsein, Ziele und die eigene Wahrnehmung geht, leben wir heute in einer Zweiklassengesellschaft. Es ist kein Geheimnis, dass eine Person, die äusserlich fit und gesund scheint, die grösseren Erfolgschancen auf einen Job hat als ein übergewichtiger Mensch im gleichen Alter mit denselben Qualifikationen. Nur: Ist die vermeintlich «gesunde und fitte» Person wirklich das bessere Teammitglied?

Ich will Sie in diesem Buch nicht mit der «besten Trainingsmethode der Welt» oder der «einzig wahren Schlankheitsformel» langweilen. Über diese Themen gibt es bereits genügend Bücher. Ich will Sie vielmehr auf eine Reise mitnehmen. Wir beginnen dort, wo der Ursprung unseres Verhaltens liegt, weit zurück in der Entwicklungsgeschichte. Sie werden überrascht sein, was Ihnen die Evolution mit auf den Weg gegeben hätte, wenn Sie es vor lauter Weiterentwicklung nicht mehr und mehr aus den Augen verloren hätten. Wir werfen aber auch einen Blick auf die Gegenwart. In eine Welt, die wir uns innert kürzester Zeit erschaffen haben und die sich rasend schnell verändert. Aber kann die evolutionäre Entwicklung mit diesem Tempo Schritt halten und unseren Organismus laufend den neuen Umständen anpassen? Ein Geschöpf, das zum Jagen gemacht ist, sitzt heute in einem reichen Industriestaat stundenlang am Pult und bewegt sich kaum. Die Wissensgesellschaft fordert fast ausschliesslich geistiges Arbeiten. Aber was fordert eigentlich unser Körper? Am Ende werfen wir einen Blick in die Zukunft und versuchen herauszufinden, wie sich unser Lebensstil in den nächsten 50 Jahren verändern wird.

Diese Reise wird Ihnen dabei helfen, sich selbst im hektischen Heute zu finden. Und Sie werden merken, wo Ihr Platz in Zukunft zu finden sein wird – mit dem, was uns die Natur mit auf den Weg gegeben hat. Dazu müssen wir gemeinsam ein paar Fragen klären. Sie werden für sich die Frage beantworten müssen, wie lange und wie schnell Sie dem Glück noch hinterherrennen wollen. Dann besuchen wir gemeinsam den Ort, an dem der Stress entsteht, denn nur so können wir ihn verstehen. Stress ist und bleibt unsere erste Ausrede, wenn wir uns zu wenig bewegen oder falsch ernähren. Trendtools zur Stressbewältigung kommen und gehen. Ich glaube in diesem Zusammenhang fest an zwei wichtige Faktoren: Achtsamkeit und Selbstdisziplin. Sie führen uns ans Ziel – und zwar ganz ohne Stress.

Etwas muss ich Ihnen noch gestehen: Sie werden in diesem Buch keinen Gedanken finden, der ausschliesslich von mir ist. Die wichtigen Fragen des Lebens haben schon sehr viele Menschen vor mir beantwortet. Intelligente Zeitgenossen, die aus verschiedenen Blickwinkeln gedacht und geschrieben haben. Dabei ist so viel Interessantes und Überraschendes über die Entwicklung des Menschen zusammengekommen. Und über die Art, wie wir unseren Körper richtig ernähren und fit halten können. Sehen Sie dieses Buch als Sammlung der besten Gedanken zu diesen Themen, die ich aus meiner persönlichen Sichtweise als Athlet, Trainer, Unternehmer und Mensch mit meinen Erfahrungen und Tipps für Ihren Alltag ergänzt habe.

Mein Ziel ist es, Ihnen Mut zu machen. Damit Sie sich und Ihrem Körper wieder vertrauen. Denn eigentlich zeigt er Ihnen ganz genau, was zu tun ist. Das hat die Natur nämlich perfekt programmiert. Ich will Sie motivieren, Ihre Ziele zu verfolgen und nicht darauf zu warten, dass irgendjemand kommt, der Sie über die Ziellinie trägt. Wenn Sie es schaffen, Achtsamkeit und Selbstdisziplin in Ihren Alltag zu integrieren, dann werden Sie mehr erreichen, als Sie sich je erträumt haben.

Packen wir es an!

Andreas Lanz
CEO TATKRAFT-werk

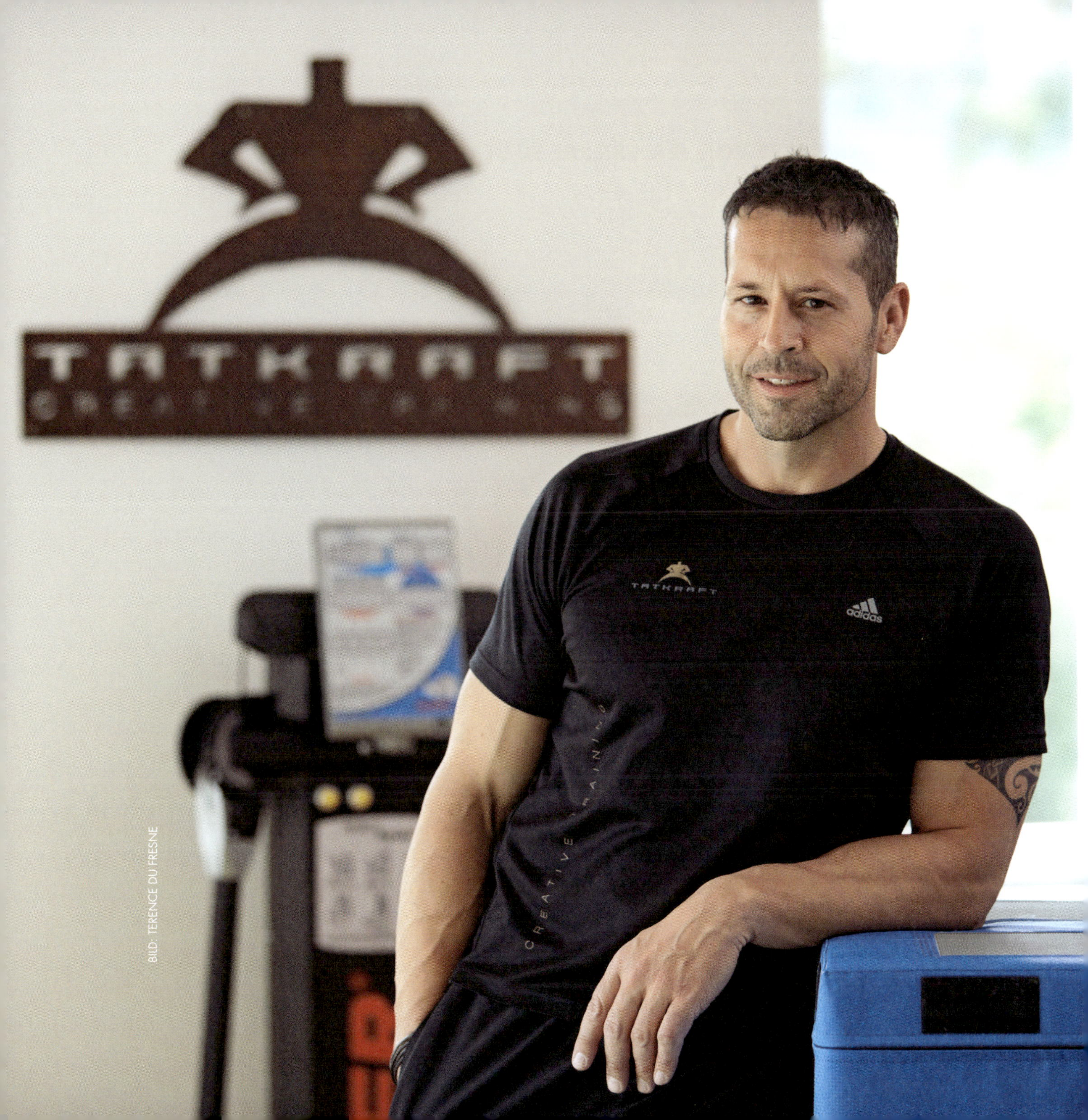

BILD: TERENCE DU FRESNE

## VORWORT VON JEAN-PIERRE EGGER

Als mich mein Kollege Andreas Lanz angefragt hatte, ob ich dieses Vorwort schreiben würde, dachte ich mir: Das passt! Wir zwei diskutieren oft über dieselben Themen und teilen einige Bedenken. Zum Beispiel, wenn es um unsere Sitzgesellschaft geht. Um jene zwei Drittel der Bevölkerung, die sich täglich weniger als 30 Minuten bewegen. Diese halbe Stunde körperliche Aktivität pro Tag ist eine Empfehlung der Weltgesundheitsorganisation.

Andreas macht sich nicht nur entscheidende Gedanken in Sachen Bewegung, sondern stellt auch unbequeme Fragen zum Thema Ernährung. Junkfood beschleunigt das Phänomen der Fettleibigkeit in jedem Lebensabschnitt dramatisch.

Dabei ist unsere Ernährung ein sehr wertvoller Pfeiler für unsere Gesundheit. Spannend ist, dass Andreas in diesem Buch einen weiteren kapitalen Bereich des Lebens beleuchtet: unseren persönlichen Energiehaushalt. Der Autor zeigt auf, dass unsere Arbeitszeiten heute in den meisten Fällen absolut zumutbar sind. Das Problem unserer stets gestressten Gesellschaft liegt vielmehr in der Intensität der Arbeit. Kein Wunder: Diese hat sich in den letzten Jahrzehnten verzehnfacht. Hier muss sich etwas ändern – und Andreas nennt spannende Lösungsansätze.

Beobachtet man grosse Sportchampions, wird einem schnell klar, dass ihr Erfolgsgeheimnis nicht in der Komfortzone zu finden sein kann. Es ist keine spezielle Trainingsart, die sie so erfolgreich macht, sondern vielmehr die Fähigkeit, sich zwischen Wettkämpfen zu entspannen und sich sehr schnell von den Strapazen zu erholen. Und dieser Ansatz ist interessant für Sie, mich und jeden, der sich wohlfühlen möchte.

Andreas hat nicht nur einen sehr grossen Erfahrungsschatz als Pädagoge und Ausbildner im Leistungssport, sondern auch im Breitensport. Das macht ihn zum idealen Coach für alle, die ihre Gewohnheiten ändern wollen. Nicht punktuell, sondern mit einer ganzheitlichen Methodik, die alle Pfeiler unserer Gesundheit berücksichtigt. Und Andreas Lanz weiss, welches die einzig richtige Einstellung ist, um festgefahrene Gewohnheiten loszuwerden: Man muss Selbstdisziplin und Willenskraft aufbringen, um etwas zu *tun*. Nur so kann man sich entwickeln und wachsen.

Wenn es mir gelingt, Sie zu ermutigen, dieses bestens dokumentierte Werk zu lesen, dann habe ich mein Ziel erreicht. Wie Sie Ihr Ziel erreichen können, das hängt von Ihrem Willen ab und von der Bereitschaft, das umzusetzen, was Sie in diesem Buch erfahren.

Viel Spass beim Lesen ... und vor allem beim *Bewegen*!

Jean-Pierre Egger
Ehemaliger Trainer von Werner Günthör, Valerie Adams und Athletiktrainer von Matthias Sempach

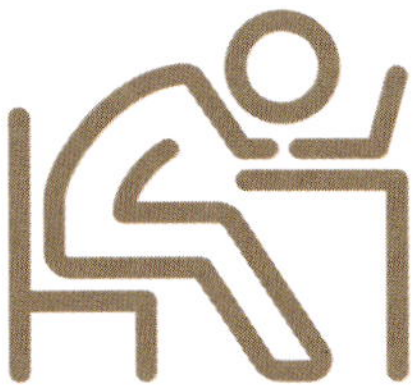

KAPITEL 1

# Warum uns die Evolution so träge macht

Wir haben ein Luxusproblem. Sie, ich und alle anderen Menschen in den westlichen Industrienationen. Ich glaube, dass das den meisten von uns durchaus bewusst ist. Wenn der Kühlschrank leer ist, fahren wir ein paar Minuten zum nächsten Supermarkt. Dort finden wir alles, was wir wollen: Zwischen einheimischen Erdbeeren, exotischen Chia-Samen und Steaks aus Australien liegen nur ein paar Schritte. Im Nu ist unser Vorrat wieder gefüllt. Und sollte der Hunger unterwegs auftauchen, können wir uns an jeder Ecke etwas zu Essen besorgen. Dafür müssen wir kein Tier erlegen und kein Gemüse ernten, sondern nur das Portemonnaie öffnen.

Kein Wunder haben wir uns zu wohlgenährten Wassersäcken entwickelt. Der Wasseranteil von 60 bis 70 % im Körper ist wichtig und richtig. Aber woraus besteht der Rest? Seit wir unser Essen nicht mehr mit Pfeil und Bogen jagen, haben wir den Bezug zu Nahrungsmitteln in ihrer ursprünglichen Form verloren. Wir wissen nicht mehr intuitiv, was unserem Körper guttut und welche Nahrungsqualität er braucht. Uns fehlt es schlicht und einfach an Achtsamkeit. Geschickte Marketingstrategien der Nahrungsmittelindustrie würgen unsere Instinkte noch mehr ab. Sie sagen uns auf manipulative Art und Weise, welche Produkte für uns richtig sind. Dabei geht es den Lebensmittelmultis nicht um unsere Gesundheit, sondern um ihren Gewinn.

Früher wussten wir instinktiv, was für uns gut ist. Heute verlieren wir im Überangebot an Essen, Meinungen und Gesundheitsphilosophien schnell den Überblick. Das Gute daran: Unser Instinkt ist immer noch da. Wir müssen ihn nur wieder schärfen. Damit dies gelingt, werfen wir einen Blick auf die menschliche Evolution. Ich muss Sie allerdings warnen: Wer sich die Geschichte der Menschheit und ihrer Kultur anschaut, wirft automatisch einen Blick in den eigenen Spiegel – und es gibt sehr gute Gründe, das zu tun.

Bereit? Dann ab in die Zeitmaschine. Keine Angst, das wird keine endlose Exkursion durch die Jahrhunderte – wir sind bald wieder zurück in der Gegenwart. Die paar wenigen Zwischenstopps lohnen sich, glauben Sie mir. Wir reisen zurück ins Jahr 10 000 vor Christus. Damals haben wir Menschen damit begonnen, sesshaft zu werden. Man spricht auch von der landwirtschaftlichen Revolution. In den klassischen Geschichtsbüchern beginnt die Zivilisation des Menschen genau zu jener Zeit. Aber was ist eigentlich mit den 150 000 Jahren davor? Weshalb werden die so oft ignoriert? Jene Zeit, in der wir von der Natur geformt wurden und noch keine zivilisierten Geschöpfe waren? Der Grund ist ziemlich banal: Über die Zeit vor unserer Sesshaftigkeit können wir vieles nur erahnen, weil sie kaum schriftlich dokumentiert wurde. Der Jäger und Sammler war, wie ich als kleiner Schuljunge, ziemlich schreibfaul. Die Schrift ist eine neumodische Erfindung der Städter. Also betrachten wir den Aufstieg des Menschen in den vergangenen 12 000 Jahren. Was für eine Erfolgsgeschichte! Wir haben es rasend schnell erstaunlich weit gebracht. Angefangen haben wir in der Nahrungskette irgendwo zwischen Schaf und Löwe. Heute planen wir Missionen zum Mars, manipulieren unser Erbgut und entwickeln Superintelligenzen.

Alexander von Schönburg beschreibt in seinem Buch «Weltgeschichte to go» die Geschichte der Welt als Reise von 4,5 Milliarden Jahren. Die ersten Menschenaffen, die Werkzeuge benutzten, tauchten vor rund 3 Millionen Jahren auf. Bis dieses Säugetier äusserlich zu einem Menschen wurde, vergingen noch einmal ein paar 100 000 Jahre. Den Menschen als Wesen, das denkt und plant, gibt es erst seit etwa 70 000 Jahren. Stellen Sie sich das mal vor: Wenn die 4,5 Milliarden Jahre der Weltgeschichte ein 100-minütiger Spielfilm wären, dann würde erst einmal sehr lange kaum etwas passieren. Erst ganz am Ende werden wir im Bruchteil einer Sekunde vom Wesen, das Steine spaltet, zum Erfinder von Google, Robotern und selbstfahrenden Autos. In diesem Bruchteil der Evolution ist verdammt viel passiert – Dinge, die für uns heute äusserst interessant sind.

Das ist die Essenz aus der Reise in die tiefe Vergangenheit. Mehr müssen wir gar nicht wissen. Schliesslich bin ich kein Geschichtsprofessor, sondern Trainer und Unternehmer. Deshalb macht es mir auch nichts aus, diese und jene Details getrost zu vernachlässigen und mich aufs Wesentliche zu konzentrieren: auf die Evolution und die Auswirkungen der Industrialisierung auf das Verhalten und die Gesundheit des Menschen. Genau das ist das Kernthema dieses Buches. Ich will Ihnen Kompliziertes einfach erklären und aufzeigen, aus welchem Holz wir geschnitzt sind. Denn nur dann können wir uns und unseren Körper wieder besser verstehen und seine Signale richtig deuten. Die Lösung liegt darin, bei diesem riesigen Schrank der Geschichte, der mit Daten und Fakten vollgestopft ist, die entscheidenden Schubladen zu öffnen. Mit dem Bewusstsein, dass nicht für alle die gleichen Schubladen wichtig sind. Mein chinesischer Freund Tao Yong zum Beispiel wurde in Peking geboren und hat einen Grossteil seines bisherigen Lebens im Smog und in der Hektik der Grossstadt verbracht. Würde er dieses Buch schreiben, wären seine Schwerpunkte andere als die eines Schweizers, der in Bern zwischen Aare und Bergen vor seinem Laptop sitzt.

Der Philosoph Karl Jaspers hat versucht, die Menschheitsgeschichte in ein Raster einzuteilen. Er splittet die Menschheitsgeschichte in vier Perioden auf, weil er der Meinung ist, dass der Mensch viermal neue Grundlagen geschaffen hat. In der ersten Periode sind Werkzeuge und die Sprache entstanden, in der zweiten wurde der Mensch zum Jäger und Sammler, der auch sät und erntet. Die dritte Phase, das letzte Jahrtausend vor Christus, nennt Jaspers die «Achsenzeit», weil wir in dieser Phase geistig nach den Sternen gegriffen und philosophiert haben. Weltreligionen und Ideengerüste sind entstanden. Die vierte Phase ist unsere Epoche, die technisch-wissenschaftliche Zeit. Natürlich ist diese Kategorisierung teilweise absurd, dennoch finde ich sie für dieses Kapitel sehr hilfreich.[1]

Seit wir sesshaft geworden sind und Zivilisationen gegründet haben, sprechen wir von «unserer Welt» und «unserer Umwelt». Wir sind nicht mehr Teil der Natur, sondern streben danach, sie zu beherrschen. Eines der extremsten Beispiele für dieses Verhalten ist für mich die Eröffnungsfeier der Olympischen Spiele in Peking im Jahr 2008. Die Wetterstationen kündigten exakt zur grossen Feier im offenen Stadion heftige Gewitter an. Die Organisatoren setzten kurzerhand auf ihre Wettermacher. Die schossen von verschiedenen Orten exakt 1104 Raketen in die Regenwolken, die sich bedrohlich dem Stadion mit 91 000 Gästen näherten. Das in den Raketen enthaltene Silberjodid brachte die Wolken tatsächlich noch vor der Stadt zum «Wasserlassen» und die Feierlichkeiten sind trocken geblieben.

«Wenn wir von *unserer* Welt und *unserer* Umwelt sprechen, machen wir deutlich, dass wir uns nicht als Teil der Natur sehen, sondern als etwas Aussenstehendes. Im Zweifelsfall sogar als Herrscher über sie.»[2]

Plötzlich sind wir zu Dingen fähig, die wir Jahre zuvor nicht annähernd für möglich gehalten hätten. Denken wir zum Beispiel an den Kultactionstreifen «Terminator»[3] von James Cameron, einen Riesenhit im Kinojahr 1984. Die Geschichte spielt im Jahr 2029. Und das sah für den Regisseur wie folgt aus: Die Erde war verwüstet, nachdem ein Atomkrieg in einem nuklearen Holocaust geendet hatte. Die Menschheit wurde dabei fast komplett ausgelöscht. Danach mussten die Überlebenden gegen intelligente Roboter kämpfen, die ihre Entwickler plötzlich als Bedrohung für ihre Existenz sahen. Als die Menschen, angeführt von einem Mann namens John Connor, die zentrale Maschineninstanz Skynet fast besiegt hatten, schickten die Roboter einen Terminator zurück ins Jahr 1984. Er sollte John Connors Mutter töten, damit John nie zur Welt kommen würde. Zurück zur Realität: Das Jahr 2029 ist nicht mehr weit entfernt. Was wird bis dann tatsächlich möglich sein?

Schon heute lesen wir von Bussen, die ohne Chauffeur durch die Stadt kurven, und Passagierflugzeugen, die keine Piloten mehr brauchen. Drohnen sollen Paketboten ersetzen, und das selbstfahrende Auto werden wir vermutlich in ein paar Jahren kaufen können. Roboter werden für uns Rasen mähen und staubsaugen, uns aber auch bei alltäglichen Dingen wie Einkaufen, Kochen oder Schreiben unterstützen. Kurz: Sie werden uns vor dem Arbeiten bewahren. Das bedeutet aber gleichzeitig auch, dass wir immer mehr alltägliche und wichtige Fähigkeiten verlieren. Denken Sie nur daran, wie Sie den Weg an ein Ihnen unbekanntes Ziel vor zehn Jahren mit einer Strassenkarte und ihrem gesunden Menschenverstand gefunden haben. Heute nimmt uns das Navigationssystem jegliches Denken ab. Und der Parkassistent bewahrt uns am Ziel vor peinlichen Manövern.

> «Fakt ist, dass sich die Menschen im vergangenen Jahrhundert rasend schnell weiterentwickelt haben. Der technische Fortschritt ist heute auf einem Niveau, vor dem wir uns vor 30 Jahren noch gefürchtet hätten.»

Praktisch, oder? Aber wer garantiert uns, dass es dabei bleibt? Dass sich Google oder Apple nicht zu einer übermächtigen Maschineninstanz wie Skynet aus «Terminator» entwickeln?

KAPITEL 2

# Wenn aus dem Lifestyle ein Healthstyle wird

Niemand weiss, was die Zukunft bringt. Schlaue Köpfe versuchen zwar, sie zu berechnen, aber am Ende bleibt uns nur eines übrig: Wir müssen abwarten. Die Zukunft basiert auf einer komplexen Abfolge des menschlichen Zusammenlebens und Handelns. Alles ist möglich. Durch unsere Entscheidungen werden die Spielkarten andauernd neu gemischt. Für mich reduziert sich die ganze Zukunftsforschung am Ende auf eine Frage. Und diese Frage ist für Sie und mich, für unsere Gegenwart und unsere persönliche Zukunft entscheidend. Die Frage lautet:

«Was erwartet uns in Bezug auf unsere Arbeit, unsere Freizeit, unser Genussverhalten und unsere Gesundheit in den nächsten 30 Jahren?»

Ganz ehrlich: Ich befürchte, es wird nicht ganz einfach werden. Schauen wir uns den gesundheitlichen Aspekt an. Dr. James Levine, Leiter der «Obesity Solutions Initiative» an der Mayo Clinic der Arizona State University forscht seit Jahrzehnten zum Thema Übergewicht. Er kommt zu folgendem Schluss: «Sitzen wird das neue Rauchen.» Ich zitiere diesen Satz regelmässig in meinen Beratungsgesprächen, weil ich der Meinung bin, dass viel Wahrheit dahintersteckt. Dr. Levine geht sogar noch weiter: «Sitzen ist gefährlicher als Rauchen, es tötet mehr Menschen als HIV und ist tückischer als Fallschirmspringen.» Seine simple, aber erschreckende Schlussfolgerung: «Wir sitzen uns tot.»[4]

Denken Sie zurück ans erste Kapitel: Der menschliche Körper ist für regelmässige, intensive Bewegung geschaffen. Nur wenn wir schlafen, sollte er komplett ruhen. Auch unsere Körperfunktionen basieren auf dieser elementaren Ausgangslage, und das zentrale Nervensystem hat die Aufgabe, uns sicher durch unsere Umgebung zu manövrieren. Früher mussten wir auf die Jagd, um essen zu können, und einen Fuss vor den anderen setzen, um uns fortzubewegen. Überlebenswichtige Fähigkeiten, die uns heute je länger je mehr anstrengend erscheinen. Und das ist ein grosses Problem, denn nur, wenn wir uns bewegen, bleibt unser Körper gesund. Dieser Mechanismus hat unsere Spezies bis anhin überleben lassen. Aber was passiert mit unserem Körper in Zukunft? Schon heute arbeiten wir die meiste Zeit sitzend, weil alles Wissen dieser Welt mit ein paar Fingerbewegungen erreichbar ist.

Schauen wir uns Ihre Freizeit an, also jene Stunden, in denen Sie kaum Verpflichtungen haben und frei über Ihre Zeit verfügen können. Hier sollten Erholung, Vergnügen, Spass und Lust im Zentrum stehen. Heute haben wir so viel Freizeit wie nie zuvor. Mitte des 19. Jahrhunderts arbeiteten die Menschen durchschnittlich 80 Stunden pro Woche. Heute sind es nur noch halb so viele, und in Zukunft dürften es noch weniger werden. Unsere Freizeit wird ein sehr zentraler Lebensinhalt werden. Weil wir den grössten Teil unserer Arbeitszeit im Sitzen verbringen, brauchen wir nach Feierabend keine körperliche Erholung. Wir haben ja nichts getan, was den Körper gefordert hat. Dafür wird die psychische und emotionale Regeneration immer wichtiger. Wir arbeiten vor allem mit dem Kopf, liefern Wissen und werden emotional gefordert. Diese Form der Arbeit ist genauso anstrengend wie die körperliche – aber das ist den meisten von uns nicht bewusst. Die Wissensgesellschaft, in der wir heute leben und arbeiten, bemerkt diese Müdigkeit nicht und unternimmt deshalb kaum etwas dagegen. Deshalb leiden wir immer öfter unter Burn-outs. Und das, obwohl wir immer mehr Freizeit haben.

Die Gesundheit wird künftig zu unserem wichtigsten Statussymbol. Der Zustand unseres Körpers zeigt, wer wir sind. «Erfolg im Job hat, wer fit und schön aussieht.» Dieser Satz stammt von Prof. Dr. Robert Öhlinger. Der plastische Chirurg sagte ihn in der Sendung «Input» auf SRF 3. Sieht jemand gut aus, nehmen wir automatisch an, dass diese Person auch in anderen Sachen überdurchschnittlich gut ist. Das machen uns Supermodels, Influencer und It-Girls tagtäglich auf Facebook, Instagram & Co vor. Die gut aussehende Blondine bekommt mehr Lohn, und der attraktive Banker wird schneller befördert. Das ist längst wissenschaftlich belegt. Eine Lohnstudie vom Institut «Zukunft der Arbeit» in Bonn zeigt, dass schöne Menschen bis zu 20% mehr verdienen als jene, deren Aussehen nicht ganz dem Ideal entspricht. Der Grund: Schöne Menschen wirken kompetenter und man traut ihnen mehr zu.[5]

Solche Ansprüche üben Druck auf jeden Einzelnen aus. Nasen werden gerichtet, Fett wird abgesaugt und Busen werden vergrössert. Ein gutes Aussehen steigert unser Selbstwertgefühl. Ich möchte mit Ihnen an dieser Stelle nicht über die Notwendigkeit von Schönheitsoperationen diskutieren. Es gibt jede Menge gute Argumente dafür und dagegen. Ich rate Ihnen nur, sich diesen Schritt wirklich gut zu überlegen. Denn bei einer Schönheitsoperation geht man dieselben Risiken ein wie bei jeder anderen Operation.

Neben dem perfekten Äusseren werden wir uns in Zukunft auch nach innerem Wohlbefinden sehnen. Der sogenannte Healthstyle löst den seit den 1990er-Jahren so wichtigen Lifestyle ab. Nicht das Auto in der Garage oder das Ferienhaus in den Bergen haben erste Priorität, sondern die eigene Gesundheit. Sie wird zu einem Projekt, das erst mit dem Tod endet. Menschen, die gesund, tief und ausreichend schlafen, werden gesellschaftliches Ansehen geniessen. Heute betrachten wir das Schlafen meist als notwendiges Übel. Wenn Manager oder Politiker erzählen, dass sie nur vier Stunden Schlaf brauchen, werden sie bewundert. Aber der Wissensarbeiter der Zukunft kennt die regenerative Kraft des Schlafs und profitiert davon.

Die ewige Jugend und der Wunsch nach einem möglichst langen Leben sind zentrale Punkte im Healthstyle von morgen. Der Mensch will körperlich, kognitiv und psychisch bis ins hohe Alter fit sein. Das braucht körperliches Training und den grossen Willen, an sich zu arbeiten. Dieses Streben nach Gesundheit, innerem Wohlbefinden und einer perfekten Erscheinung schafft neue Bedürfnisse und ist interessant für diverse Märkte. Denn ein präsentabler Healthstyle beginnt schon bei der Ernährung. Bioprodukte und Nahrungsergänzungsmittel werden auch in Zukunft begehrt sein. Das Hoffen auf die Wunderpille geht weiter. Aber bis diese erfunden wird, muss man sich für seine Gesundheit bewegen. Paradoxerweise wird die Kondition nicht beim Laufen im nahgelegenen Wald trainiert, sondern im kostenpflichtigen Fitnessstudio. Und wer ein entspannendes Bad geniessen möchte, steigt nicht zu Hause in die Wanne, sondern pilgert in den Hammam.

«Die Gesundheit wird zum persönlichen Investitionsprojekt.»

Im Zentrum dieses gesundheitsorientierten Lebens steht weniger die Gesundheit selbst, sondern vielmehr das Zelebrieren und Inszenieren eben dieser. Gesundheit wird zu einer modernen Religion mit Glaubensgrundsätzen und Ritualen. Und wo der Glauben ist, sind selbsternannte Gurus nicht weit. Mit scheinbar Erfolg versprechenden Methoden binden sie ihre Anhänger sektengleich an sich.

Kapitalstarke Unternehmen aus der Lebensmittel- und Pharmaindustrie werden von dieser Bewegung profitieren. Denn ich gehe schwer davon aus, dass sich der Mensch auch in Zukunft von den Spielereien und Marketingtricks der Fitnessindustrie blenden lassen wird.

Aber auch die innere Schönheit wird zur Religion. Wir lassen unsere Psyche analysieren, um uns selbst zu verstehen und unsere eigene Identität zu finden. Viele Menschen werden sich auf dieser Suche verirren, irgendwo in ihrem inneren Labyrinth, weil ihnen die nötige Selbstreflexion fehlt. Deshalb lassen sie sich von Life Coaches unterstützen und beraten. In Zukunft werden Bildung und Weiterbildung so wichtig sein wie nie zuvor. Wer in der Wissensgesellschaft überleben will, muss sein Know-how in jeder Lebensphase auffrischen und laufend ergänzen.

Ein Grossteil dieser Weiterbildung findet in der Freizeit statt – und auf freiwilliger Basis. Autodidaktik ist gefragt. Man erarbeitet sich neue Fachkenntnisse via Internet oder im Selbststudium. Es entstehen zunehmend virtuelle Klassenzimmer, bei denen sich der Lehrer an einem ganz anderen Ort befindet. Wir werden virtuell mit Maschinen und Computern kommunizieren, die unsere Fragen beantworten, mit uns Konversationen führen und individuell auf uns eingehen. Neben diesen privaten Weiterbildungen sind offizielle, formelle Abschlüsse nicht weniger wichtig. Wir werden immer mehr Freizeit opfern, um uns auf Prüfungen vorzubereiten und um Diplome zu erhalten, die unsere Fähigkeiten aufzeigen. Viele empfinden dieses lebenslange Lernen als Zumutung. Die Folge: Sie steigen aus dem System unserer Wissensgesellschaft aus.

«Die Wissensarbeiter müssen ein Leben lang lernen. Autodidaktik ist ein wichtiger Zukunftstrend.»

Wer trotz fehlender Energie weiterrennt, schädigt Körper und Geist nachhaltig. Die Psyche hat nicht genügend Zeit, um sich zu regenerieren, und wird stattdessen schneller für krank erklärt. Genauso der Körper: Ein erschöpfter Mensch mag sich in der Freizeit kaum mehr bewegen. So wird der Bewegungsmangel zum ungesunden Gegentrend der aktiven Gesellschaft. Das führt zur abstrusen Situation, dass das Gesundheitsbewusstsein der Menschen zwar stark zunimmt, aber ein beachtlicher Teil der Gesellschaft an Arbeitslosigkeit und Fettleibigkeit leidet. Daran sind nicht nur die Belastungen unserer komplexen Welt schuld, sondern auch der Überfluss. Dienstleistungsunternehmen und das Internet ermöglichen uns ein bequemes Leben ohne jegliche Anstrengung.

Das Internet ist nicht nur Wissensspeicher und Alltagshilfe, sondern auch eine Parallelwelt. Wir verbringen immer mehr Zeit im World Wide Web. Dort lernen wir neue Menschen kennen, messen uns in digitalen Spielen, kaufen ein oder treffen Lebens- und Sexualpartner. Das ganze Leben findet in zwei Sphären statt, die immer mehr zu einer einzigen Welt verschmelzen. Es wird immer schwieriger, Realität und Virtualität zu unterscheiden. Menschen werden die Fähigkeit verlieren, glücklich, erfolgreich und sozial integriert zu leben, und sich deshalb komplett aus der realen Welt zurückziehen.[6]

«Wenn ich Spezialisten, Algorithmen und Maschinen mehr Glauben schenke als meinem Bauchgefühl, ist es an der Zeit, mich mal wieder auf ein Bier einzuladen und mich zu fragen, wie es mir eigentlich geht.»

Es scheint, als würden die Science-Fiction-Filme unserer Zeit tatsächlich früher oder später Realität. Vorausgesetzt, wir glauben den Aussagen der Trendforschung. Ich persönlich hoffe, dass wir uns trotz all dem Fortschritt und den neuen Technologien nicht völlig voneinander entfremden und von Algorithmen fremdbestimmt durchs Leben gehen.

Durch die vielen technischen Fortschritte verbrennen wir massiv weniger Kalorien. Kraft, Ausdauer und Koordination, aber auch die geistigen Fähigkeiten unseres Körpers werden sich langsam zurückentwickeln. Je grösser das Angebot an Nahrungsmitteln ist, desto weniger wissen wir, was für unseren Körper gesund ist. Wir werden immer träger, bequemer und kranker – denn unser Organismus kann mit der technischen Revolution einfach nicht Schritt halten. Deshalb sollten wir umso mehr auf uns aufpassen, achtsam bleiben und nicht vergessen, was unserem Körper guttut. Halten Sie ab und zu inne und überlegen Sie sich, wer Sie eigentlich sind, woher Sie stammen und in welche Richtung Sie sich entwickeln wollen.

Denn wer garantiert uns, dass das Schlaraffenland nicht plötzlich verschwindet? Unsere Grosseltern haben Zeiten erlebt, in denen sie frieren mussten, und wenn wir so weitermachen, wird unseren Enkelkindern vielleicht dasselbe passieren, weil die Erdölreserven knapp werden und neue Ressourcen noch nicht richtig erschlossen sind. Stellen Sie sich vor, was dann auf der Erde los sein wird! Also geniessen wir doch die Tatsache, dass wir zur Generation gehören, die alles und noch viel mehr haben kann. Komischerweise gehen heute so viele Menschen mit schlechter Laune durch den Alltag. Rennen direkt in einen Burn-out oder leiden unter Angstzuständen und Panikattacken. Viele haben eine Zündschnur, die so kurz wie die einer Tischbombe ist, und explodieren sofort. Wohin führt das, wenn schon die Jüngsten überfordert sind – jene, die eigentlich entspannt ins Leben starten sollten? Alles muss schneller und früher passieren. Unsere Kinder sollen bereits im Kindergarten die ersten Rechnungen lösen und ganze Sätze lesen können. Dabei werden wir doch immer älter und hätten viel mehr Zeit für alles. Ab dem ersten Tag auf dieser Welt stehen wir unter Druck.

«Muss es so weit kommen, dass Ungeborene schon Fingernägel kauen? Wann begreifen wir, dass das Streben nach Glück uns mehr Energie raubt, als wir zurückbekommen?»

## Das sagen Trendanalysen:

Welche Chancen und Gefahren erwarten uns in Zukunft?

### CHANCEN

Wir arbeiten immer weniger und sind immer glücklicher.

Das Internet erweitert unser Leben um eine Dimension. Wir kultivieren unsere Interessen und lernen neue Menschen kennen.

Wir kümmern uns um unsere Gesundheit. Pflege und Bewegung des Körpers sind die Grundlage einer gesunden Psyche.

Lästige Dinge delegieren wir an Unternehmen. Wir konzentrieren uns auf das, was Spass macht.

Die Orientierung an Schönheitsidealen führt zu einer Ästhetisierung des Lebens. Alles wird schöner.

Quelle: Maas, Peter, Bühler, Pascal, Cachelin, Joël Luc: 2050 Megatrends. Alltagswelten, Zukunftsmärkte, St. Gallen 2015, Freizeit und Genuss, Seite 73.



## GEFAHREN

Wir arbeiten immer mehr und sind immer unglücklicher.

Der Mensch verbringt seine Zeit im Internet und verliert die Kompetenz, im realen Raum mit anderen Menschen umzugehen.

Wir vernachlässigen die Regeneration und leiden unter Burn-outs, Depressionen und Suchtproblemen. Freizeit ist stark vom Konsum geprägt.

Wir werden von den Unternehmen, die unsere Freizeit gestalten, abhängig.

Wir erleben eine Diskriminierung des Hässlichen. Das Unschöne findet auf den Märkten keine Gnade.

KAPITEL 3

# Das energieraubende Streben nach dem Glück

«Das Streben nach Glück»[7] ist ein US-amerikanisches Filmdrama, das auf einer wahren Geschichte basiert. Will Smith spielt darin den alleinerziehenden Vater Chris Gardner, der ständig mit Geldproblemen kämpft. Seine Frau hat ihn verlassen, weil sie die finanziellen Engpässe in der Familie nicht mehr ausgehalten hat. Eines Tages wird Chris ein lukrativer Job angeboten. Aber es gibt mehrere Kandidaten und alle müssen sich während eines unbezahlten sechsmonatigen Praktikums bei einer Investmentbank beweisen.

Um den Lebensunterhalt für sich und seinen Sohn Christopher zu verdienen, muss Chris neben seinem Praktikantenjob weiterhin als Handelsvertreter arbeiten. Trotzdem häuft er Mietschulden an, verliert seine Wohnung und muss mit seinem Sohn ins Motel ziehen. Als ihm wegen Steuerschulden auch noch der Lohn gepfändet wird, landen die zwei auf der Strasse. Obwohl die beiden obdachlos sind und ihre Perspektiven gleich null sind, gibt Chris immer noch alles, um seinen beiden Jobs nachzugehen und ein guter Vater zu sein. Am Ende brilliert Chris bei der Abschlussprüfung seines Praktikums und bekommt die Festanstellung bei der Investmentbank. Dieser Film ist ein gutes Beispiel dafür, wie hart man manchmal für sein Glück arbeiten muss. Er zeigt aber auch, dass Glücksgefühle wieder verschwinden können, kaum hat man sie wahrgenommen. Filmvater Chris hat seine aussichtslose Situation akzeptiert und versucht, das Beste daraus zu machen – egal wie schwierig und steinig der Weg war.

Gehen wir einmal davon aus, dass Sie sich die Zeit genommen haben, die ersten zwei Kapitel dieses Buches zu lesen. Und nehmen wir auch an, dass Sie meinen Sichtweisen und Aussagen teilweise zustimmen. Dann sollte Ihnen mittlerweile klar geworden sein, dass Ihr Organismus nicht mit der technischen Revolution Schritt halten konnte und es künftig auch nicht können wird. Eigentlich eine aussichtslose Situation, oder? Haben Sie auch schon solche scheinbar aussichtslosen Situationen erlebt? Wie haben Sie in diesen Momenten reagiert? Haben Sie versucht, das Glück zu erzwingen, oder haben Sie einfach nur das Beste aus der Situation gemacht? Reicht es uns Menschen, einfach «nur» zufrieden zu sein, oder sind wir wie Junkies süchtig nach Glück? Wenn ich gefragt werde, wie es mir geht, kann ich antworten: «Danke, ich bin zufrieden.» Eine häufige Antwort auf die Frage nach dem Befinden, oder? Mein Gegenüber wird garantiert denken, dass es mir nicht besonders gut geht. «Ich bin zufrieden» wird gleichgesetzt mit einem «Naja, es geht so». Es bedeutet: «Ich passe mich der momentanen Situation an.» Zufrieden zu sein oder sich mit etwas zufrieden zu geben, gilt heute weithin als Kapitulation vor den Ansprüchen des Lebens.

Ob es Ihnen oder mir von aussen betrachtet gut oder schlecht geht, ist nebensächlich. Viel wichtiger ist es, ob wir ehrlich und wahrhaftig mit dem eigenen Sein zufrieden sind. Was bedeuten negative Ergebnisse, erhoben mit den Messinstrumenten des Erfolgs oder von einem Arzt, wenn man sich trotzdem und entgegen aller Prognosen wohlfühlt? Vielleicht fehlt einem in gewissen Lebenssituationen das Geld, man ist gesundheitlich beeinträchtigt oder beruflich nicht dort, wo man sein möchte. Trotzdem können wir uns das Leben behaglich einrichten und unseren Fokus auf die positiven Dinge legen. Ohne dass wir ständig, von Groll und Unmut begleitet, Trübsal blasen. Das ist aber nur möglich, wenn wir verpasste Chancen abhaken und nicht dauernd nach einem noch angenehmeren Leben mit noch besseren Möglichkeiten lechzen.

Allzu oft wollen wir das Beste aus dem Alltag und aus uns selbst herausholen. Auch der Arbeitsmarkt fordert permanent eine Selbstoptimierung. Ständig plagen wir uns mit dem Gedanken, wie wir noch präziser, effektiver und effizienter mit unseren Ressourcen umgehen können. Wir fragen uns, wo es noch mehr fürs Geld gibt und wo das richtig grosse Glück zu finden ist. Kein Wunder boomen Glücksratgeber seit Jahren. Immer mehr Arbeitnehmer greifen zu Neurostimulanzien, weil es ihnen nicht mehr reicht, ihr Gehirn mithilfe von Sudokus oder Kreuzworträtseln zu trainieren. Und weil sie das Gefühl haben, den Ansprüchen der Arbeitswelt nicht gerecht werden zu können. Sie dopen ihr Hirn mit chemischen Substanzen, reagieren aber empört, wenn ein Sportler als Dopingsünder angeprangert wird, weil er einen Nasenspray benutzt hat. Verstehen Sie mich nicht falsch: Ich befürworte weder das eine noch das andere. Ich rate Ihnen vielmehr, die Finger davon zu lassen. Denn ich bezweifle, dass das Ergebnis so gut ist, wie man es sich erhofft.

«Dabei ist der Zustand der Zufriedenheit doch das Beste, was man erlangen kann.»[8]

Zwischen unseren Idealvorstellungen und der Realität herrscht oft eine Kluft. Weil die Karriere trotz exakter Pläne und viel Einsatz nicht vorankommt, weil man trotz Hungern nicht an Gewicht verliert oder weil sich der gewünschte Wettkampferfolg einfach nicht einstellen will. Am Schluss haben Sie sehr viel Aufwand betrieben und fühlen sich trotzdem weniger wohl. Im schlechtesten Fall haben Sie sogar Ihre Gesundheit aufs Spiel gesetzt. Paradoxerweise kann das Streben nach Glück ganz schön unglücklich machen. Deshalb sollten wir uns endlich auf das Wesentliche besinnen: Freuen wir uns über das, was das Leben bietet, statt ihm ständig mehr abluchsen zu wollen. Schmieden wir Pläne, die ohne zerstörerischen Ehrgeiz realisierbar sind, die uns am Ende wirklich ein Erfolgsgefühl bescheren und unser Selbstbewusstsein stärken. Träumen wir nicht immer die ganz grossen Träume, die letztendlich wie Seifenblasen zerplatzen, sondern jene, die sich erfüllen lassen. Realistische Pläne und Träume, die man leben kann, machen uns zufrieden und stark. Und wer stark ist, kann neue Pläne entwerfen und umsetzen.

Im Gegensatz zum Glück ist Zufriedenheit ein Gefühl, das lange anhält. Weniger euphorisierend zwar, aber ruhig und stabil. Anders als das stolze, sich stets in den Vordergrund drängende Glücksgefühl wirkt die Zufriedenheit im Hintergrund. Sie basiert auf einer positiven Grundstimmung und auf einer grundlegenden Lebensbejahung. Zufriedenheit wird vom Verstand gesteuert und weniger vom Herzen oder von den Gehirnregionen, die für Gefühle zuständig sind. «Zufriedenheit ist das Ergebnis von Denkprozessen», sagt der Psychologe Philipp Mayring von der Alpen-Adria-Universität in Klagenfurt.[10] Das hat einen grossen Vorteil: Jeder Mensch kann seine Zufriedenheit sehr viel stärker beeinflussen als das kaum greifbare, flüchtige Glück. «Wie zufrieden ein Mensch ist, hängt im Grossen und Ganzen davon ab, in welchem Mass seine Ansprüche an sich selbst und an das eigene Leben erfüllt werden», schreibt Christina Berndt in ihrem Buch «Zufriedenheit». Die Zufriedenheit ist also das Ergebnis eines einfachen Vergleichs: Wir vergleichen unsere tatsächliche Situation mit der Idealvorstellung, die wir von unserem Leben haben. «Je kleiner diese Kluft ist, desto zufriedener sind wir», erklärt

«Zufriedenheit mag auf den ersten Blick die weniger attraktive Stiefschwester des Glücks sein. Aber sie ist verlässlich und auf Dauer erfüllend.»[9]

Jochen Brandstädter, emeritierter Professor für Psychologie an der Universität Trier.[11] Man kann also an zwei Stellen schrauben, um zufriedener zu werden: Entweder versucht man, einem möglichst grossen Teil der eigenen Ansprüche gerecht zu werden, oder man schraubt ganz einfach seine Ansprüche herunter. So wie Chris Gardner in «The Pursuit of Happiness»: Als er seine Situation akzeptiert hat und nicht mehr etwas Besserem, Höherem hinterherrannte, war er ein zufriedener Mann. Und dabei hat er nie die Hoffnung oder seine Selbstachtung verloren.

Das energieraubende Streben nach dem Glück

Werfen wir einen kurzen Blick auf die zwei Wege, die zur Zufriedenheit führen. Wenn wir möglichst vielen unserer Ansprüche gerecht werden wollen, dann kostet das Energie. Aber am Ende wartet die Belohnung in Form von Zufriedenheit. Der zweite Weg ist eher ein defensiver: Wir stecken zurück, lassen Dinge geschehen und passen unsere Vorstellungen der Wirklichkeit an. Dieser Weg fällt uns viel schwerer. Der Mensch ist nämlich so programmiert, dass er stets neue Errungenschaften machen will und die Anerkennung liebt, die er dafür bekommt. Schliesslich haben im Laufe der Evolution nur jene Arten überlebt, die genügend Nahrung gefunden und trotz widriger Umstände Nachkommen grossgezogen haben. Es gehört zu unserem Alltag, uns immer neue Ziele zu setzen. Deshalb erscheint uns der defensive Weg wie eine Niederlage. Zweifellos ist der aktive, offensive Weg in vielen Lebenssituationen der richtige. Er treibt uns an, Höchstleistungen zu erbringen, Erfolge zu erzielen und uns darüber zu freuen. Allerdings ist diese Freude oft nur von kurzer Dauer, weil wir uns schon bald aufs nächste Ziel konzentrieren. Dauerhaftes Glück können wir auf diese Weise nicht erreichen.

Das unaufhaltsame Streben nach mehr kann eine sehr schlechte Strategie sein, wenn wir ständig an unseren Vorstellungen scheitern. Weil am Ende nichts ausser quälende Unzufriedenheit dabei rausschaut. Das Selbstwertgefühl wird in Mitleidenschaft gezogen, und unser Optimierungswahn versinkt im Abwärtsstrudel. Der perfekte Nährboden für Burn-outs und Depressionen. In der Antike brachte die philosophische Schule der Stoa den Menschen bei:

> «Besitz ist wertlos; der Königsweg zur stoischen Weisheit besteht darin, jene Dinge, die nicht der eigenen Verfügung unterliegen, so sein zu lassen, wie sie sind.»[12]

Gelassenheit und Seelenruhe. Das sind die wichtigsten Eigenschaften für stoische Menschen. Ähnliche Ziele verfolgen auch östliche Religionen und Meditationslehren, die uns helfen sollen, in der gehetzten Welt Ruhe und Zufriedenheit zu finden. Sie lehren uns, Gelassenheit zu üben und Dinge loszulassen. Zu akzeptieren, dass Wünsche und Träume kommen, man sie aber auch wieder ziehen lassen muss. Und dass man sich Fehler und Unvollkommenheit verzeihen soll. Das sind die Schlüsselstrategien. Dazu gehört auch, nicht über ungenutzte Chancen zu klagen. Denn in jenen Momenten, als sie da waren, sprachen ganz offensichtlich Gründe dafür, diese Möglichkeiten nicht als Chancen zu sehen oder sie trotz ihrer Attraktivität nicht zu ergreifen. Zufriedenheit bedeutet schliesslich auch, Frieden zu schliessen mit sich und den eigenen Versäumnissen, aber auch mit unangenehmen Personen und Situationen, mit denen man im Leben immer wieder konfrontiert wird.

Zufriedenheit bedeutet nicht, den Kopf in den Sand zu stecken, zu resignieren oder gar antriebslos zu sein. Man muss etwas tun, um sie zu erreichen. Das Gute dabei ist: Zufriedenheit kann man lernen. Letztlich geht es nur darum, das Machbare vom Unmöglichen zu unterscheiden und sich realistische Ziele zu setzen, statt einer Illusion nachzurennen. Vielleicht erinnern Sie sich an die Geschichte von Paul, die ich in meinem ersten Buch «Das AWL-Prinzip» erzählt habe. Paul war der Fitnessbody-Illusion verfallen. Er hatte sich ein unerreichbares Ziel gesetzt, das er unter seinen Lebensumständen unmöglich erreichen konnte. Denken Sie also daran, Ihre Vorhaben immer wieder kritisch zu überprüfen. Schliesslich können wir uns jeden Tag wieder bewusst neu entscheiden. Manchmal macht es Sinn, ein Ziel aufzugeben oder es den aktuellen, persönlichen Vorlieben anzupassen. Stellen Sie sich immer die Frage: Was ist mir jetzt eigentlich wichtig?

> «Das Streben nach Glück ist wie das Warten auf Regen in der Wüste. Wenn er kommt, breiten wir dankbar die Arme aus, um eine Minute später zu realisieren, dass wir klatschnass geworden sind.»

Um den eigenen Weg zur Zufriedenheit zu finden, helfen die Erfahrungen anderer Menschen. Tauschen Sie sich mit Ihrem Umfeld aus! Achten Sie aber darauf, dass Sie sich nicht mit Energievampiren umgeben oder mit Menschen, die Sie mit gut gemeinten Ratschlägen überhäufen. Hören Sie sich die Erfahrungen anderer an, aber seien Sie vorsichtig, wenn solche Erzählung dauernd die Worte «Du musst …» beinhalten.[13]

Eine chronische Unzufriedenheit, entstanden durch das stetige Streben nach Glück, ist ein unglaublich hungriger Kraftfresser. Es kostet uns sehr viel Energie, das Glück zu suchen – egal ob im Beruf, in Form eines makellosen Körpers, in Form von Reichtum oder eines perfekten Lebenspartners. Um Zufriedenheit zu erlangen, müssen wir einen widerstandsfähigen Geist haben und ein dickes Fell. Wie machen das eigentlich diese Stehaufmännchen, die sich nach jedem noch so heftigen Schicksalsschlag wieder aufraffen und ihren Weg beharrlich und zufrieden weitergehen? Was ist ihr Geheimnis?

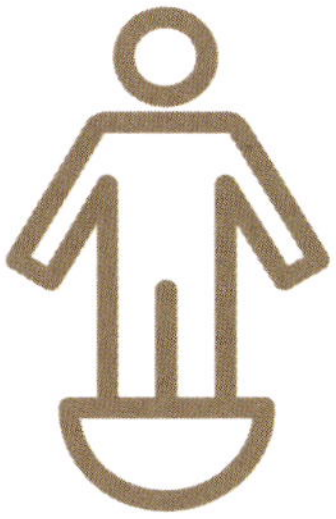

KAPITEL 4

# Was ist das Geheimnis der Stehaufmännchen?

Ja, das Leben im 21. Jahrhundert ist hart. Wir leben hier im Wohlstand und haben Zugriff auf eine Vielzahl technischer Errungenschaften, die uns das Leben leichter machen sollten, und trotzdem stehen wir ständig unter Druck – zum Beispiel im Berufsleben. Hatte man früher eine Woche Zeit, um einen gut durchdachten Geschäftsbrief zu formulieren, muss man sich heute fast schon entschuldigen, wenn man eine E-Mail erst am nächsten Tag beantwortet. Die schlechte Laune von Vorgesetzten oder Kunden landet meist ungefiltert und in Form von schnell verfassten und emotionsgeladenen Botschaften im Postfach. Solche Nachrichten lassen oft einen grossen Interpretationsspielraum, der – je nach psychischer Verfassung des Empfängers – für Druck oder Ärger sorgt.

Moderne Unternehmen rühmen sich, einen offenen Kommunikationsstil zu pflegen. Zugleich wächst der Arbeitsumfang für jeden Einzelnen und gleichzeitig auch die Angst, den Job zu verlieren. Wegen des ständigen Kostendrucks werden in vielen Firmen ständig Stellen wegrationalisiert. Wer nicht Schritt halten kann, muss um seinen Job fürchten. Hinzu kommen in regelmässigen Abständen Währungskrisen und Rezessionen, die die Wirtschaftswelt durchschütteln und als ständige Bedrohung im Nacken von Arbeitgeber und -nehmer sitzen.

Aber nicht nur im Berufsleben dreht sich die Leistungsspirale immer schneller, auch im Privatleben sollten wir etwas leisten. Es gehört sich, dass man eine Beziehung hat, und zwar gefälligst eine glückliche. Die perfekten Partner sollen, bitte schön, auch exzellente Mütter und engagierte Väter sein, die ihre Sprösslinge nicht nur liebevoll, sondern freiheitlich und pädagogisch durchdacht erziehen. Dabei sollten sie jede Chance nutzen, um ihren Nachwuchs in sprachlichen, künstlerischen und sportlichen Bereichen zu fördern, damit sie für die globalisierte Welt bereit sind. Und das alles gelingt ihnen natürlich problemlos neben einem erfüllten und erfolgreichen Berufsleben.

Misserfolge, Kritik und ständige Selbstkritik sind bei diesen Ansprüchen ans Alltagsprogramm vorprogrammiert. Das hat nicht selten gravierende Folgen: Die Krankmeldungen wegen psychischer Leiden haben einen noch nie dagewesenen Höchststand erreicht. Nicht selten waren Burn-out-Patienten vor ihrem Zusammenbruch sehr erfolgreich im Berufsleben. Und auch Popstars, Spitzensportler,

Politiker oder Schauspieler stehen fast täglich aufgrund psychischer Krankheiten in den Schlagzeilen.

Ich wünsche mir für die Menschen eine Hornhaut, die unsere Seelen vor den spitzen Anfeindungen im Berufsleben schützt und den Stress des Alltags von uns fernhält. Dazu die Gabe, optimistisch nach vorne zu schauen, statt sich mit der Vergangenheit zu quälen. Und eine grosse Portion Selbstsicherheit, damit Kritik an uns abprallt und wir nur das Konstruktive daraus verwerten.

Es gibt Menschen, die all diese Eigenschaften aufweisen, die wie Felsen in der Brandung stehen und durch kaum etwas zu erschüttern sind. Resilienz nennen Psychologen diese geheimnisvolle Kraft, die in diesen Menschen innewohnt. Eines der bekanntesten und extremsten Beispiele für diese Gabe ist Natascha Kampusch. Jene junge Österreicherin, die als Zehnjährige auf dem Schulweg entführt und acht Jahre lang in einem Verlies festgehalten wurde. Ihr Fernsehauftritt, nur zwei Wochen nachdem ihr die Flucht gelungen ist, hat viele Zuschauer sprachlos gemacht. Die meisten hatten ein hilfloses Opfer erwartet – stattdessen erlebten sie eine junge, selbstbewusste und reflektierte Frau. Wie ist es möglich, dass ein junges Mädchen so ein Martyrium übersteht, während andere Menschen wegen viel kleinerer Probleme längst den Lebensmut verloren haben? Warum hat ein Unternehmer nach dem Bankrott seiner Firma gleich wieder neue Pläne, während ein anderer ewig keinen klaren Gedanken fassen kann? Warum beschäftigt eine ungerechtfertigte Kritik aus dem Freundeskreis den einen tagelang, während ein anderer die Worte nach einer Minute wieder vergessen hat? Warum landet ein Athlet nach dem Scheitern an einem Grosswettkampf im Jammertal, während der andere sofort seine Strategie ändert und mit neuem Optimismus durchstartet?

> «Manchmal würde es nicht schaden, ein bisschen Hornhaut auf der Seele zu haben.»[14]

Diese Fragen beschäftigen Psychologen, Pädagogen und Neurowissenschaftler seit vielen Jahrzehnten. Ende der 1990er-Jahre haben sich einzelne Psychologen dazu entschieden, der negativen Psychologie, die sich mit den Abgründen der

Seele befasst, den Rücken zu kehren. Diese «Abtrünnigen» befassen sich seither nur noch mit der positiven Psychologie und sind dabei, herauszufinden, warum sich die Lebenstüchtigen erfolgreich durch Krisen manövrieren und welche Strategien und Ressourcen sie in diesen Situationen anwenden.[15]

Welches Geheimnis steckt hinter der Resilienz? Hinter dieser Kraft, die jene Menschen haben, die wie Felsen in der Brandung stehen? Der Schlüssel zu dieser Kraft ist ein ganz einfacher: die Bindung zu anderen Menschen. Bereits eine einzige enge Bindung macht den Menschen so stark, dass sie viele negative Faktoren wettmacht,[16] sagt die Heilpädagogin Monika Schumann und betont, dass diese Tatsache eine pädagogische Chance für uns sei. Denn die Resilienz habe ihren Ursprung bereits in der Kindheit. Die Vertrauensperson, mit der ein Kind diese enge Bindung hat, müsse nicht unbedingt Mutter oder Vater, Grossmutter oder Grossvater sein. Diese Rolle könne auch eine Tante, ein Lehrer oder eine Nachbarin übernehmen. «Es ist wichtig, den Kindern auf Augenhöhe zu begegnen», sagt Schumann. «Jemand muss ihnen Geborgenheit geben, ihre Fortschritte anerkennen, ihre Fähigkeiten fördern und sie unabhängig von Leistung und Wohlverhalten lieben. Das macht stark fürs Leben.» Im Grunde sei Resilienz nichts anderes, als die Fähigkeit, förderliche Beziehungen einzugehen und sich Unterstützung bei Personen oder Institutionen zu holen, sagt die Zürcher Psychologin und Paartherapeutin Ulrike Borst.[17]

Das ist aber kein Freipass, sich jetzt zurückzulehnen und sämtliche Verantwortung von sich zu weisen, weil man die eigene Kindheit für seine Lebenslage verantwortlich macht. Wir haben es selbst in der Hand, jederzeit neue Entscheidungen zu treffen. Aber es braucht Mut und Selbstvertrauen, um sich dem Druck der Leistungsgesellschaft zu widersetzen.

Lassen Sie mich die Liste auf den beiden folgenden Seiten noch durch einen Punkt ergänzen. Und der lautet: Werden Sie spirituell! Zahlreichen Studien zufolge kommen Menschen besser durch schwierige Lebensphasen, wenn sie an etwas Höheres glauben. Dabei kommt es nicht darauf an, ob Sie auf Gott, Allah, Jahwe, Buddha oder auf eine hinduistische Gottheit vertrauen. Sie müssen auch keiner der grossen Religionen angehören. Manchen Menschen hilft die Überzeugung, dass die Natur als unendliche Energiequelle und Kraft über sie wacht. Andere finden ihr Glück in esoterischen Gemeinschaften und sehen den Sinn ihres Lebens vielleicht in einer politischen Idee. Vermutlich sind die Energie einer Gruppe und die Überzeugung, zu einem grossen Ganzen zu gehören, die Gründe, weshalb gewisse Menschen die Tiefschläge in deren Leben besser verkraften können.

Ich bin mir sicher, dass man nicht alle zehn Punkte dieses Planes abarbeiten muss, um ans Ziel zu gelangen. Das ist nämlich auch Resilienz: Entscheiden Sie für sich selbst, was Ihnen guttut. «Stärke ist immer eine Kombination von vielen Faktoren»,[18] sagt der Gesundheitspsychologe Ralf Schwarzer. Am wichtigsten ist in seinen Augen, dass wir uns ein soziales Netzwerk aufbauen und es auch pflegen. «Deshalb ist es besser, wenn man seinen Alltag nicht so konfliktträchtig gestaltet», meint Schwarzer. Er empfiehlt auch, öfter mal etwas Neues auszuprobieren. Nichts Kompliziertes: asiatisch kochen lernen, ein Instrument ausprobieren oder so lange üben, bis man zehn Klimmzüge am Stück schafft.

Mehr Resilienz zu erlangen bedeutet auch, besser mit Stress umgehen zu können. Stress ist ein Teufel, der unsere Haltbarkeit sukzessive verkürzt. Deshalb lohnt es sich, den Luzifer der Neuzeit etwas genauer unter die Lupe zu nehmen.

## Die zehn möglichen Wege zur Resilienz

Die American Psychological Association hat einen 10-Punkte-Plan unter dem Titel «Road to Resilience» ins Internet gestellt. Dieser Plan basiert auf den Erkenntnissen des Psychologen Martin Seligmann. Er ist Mitgründer der «Positiven Psychologie» und hat 1998 die Fachwelt in Aufruhr versetzt, als er die «Wissenschaft der Krankheiten» zu einer «Wissenschaft der Gesundheit» machen wollte. Die Wissenschaftsjournalistin Christina Berndt hat seinen 10-Punkte-Plan in ihrem Buch «Resilienz – Das Geheimnis der psychischen Widerstandskraft» auf Deutsch übersetzt.[19]

**1 — Bauen Sie soziale Kontakte auf**
Gute Beziehungen zur engeren Familie, zu Freunden und anderen sind wichtig. Akzeptieren Sie Hilfe und Unterstützung von Leuten, die sich etwas aus Ihnen machen. Stehen Sie anderen bei, wenn diese Hilfe brauchen. Wer sich in Aktionsgruppen, Religionsgemeinschaften oder politischen Vereinen engagiert, kann daraus selbst Stärke beziehen.

**2 — Sehen Sie Krisen nicht als unlösbare Probleme**
Man kann nicht verhindern, dass unangenehme Dinge passieren. Aber man kann selbst entscheiden, wie man solche Krisen interpretiert und darauf reagiert. Stellen Sie sich vor, dass es Ihnen in Zukunft wieder besser gehen wird. Versuchen Sie, herauszufinden, was besser laufen könnte, falls Ihnen wieder etwas Unangenehmes widerfährt.

**3 — Akzeptieren Sie, dass Veränderungen zum Leben gehören**
In einer widrigen Lebenslage lassen sich manche Ziele schlichtweg nicht erreichen. Akzeptieren Sie Umstände, die sich nicht ändern lassen, und konzentrieren Sie sich auf das, was Sie verändern können.

**4 — Versuchen Sie, Ziele zu erreichen**
Setzen Sie sich ein paar realistische Ziele, anstatt von Dingen zu träumen, die unerreichbar sind. Nehmen Sie sich etwas vor. Tun Sie regelmässig etwas, das Sie Ihren Zielen ein Stückchen näher bringt – auch wenn es nur eine Kleinigkeit ist.

**5 — Handeln Sie entschlossen**

Wehren Sie sich in widrigen Situationen so gut Sie können. Stecken Sie nicht den Kopf in den Sand in der Hoffnung, dass Schwierigkeiten möglichst schnell vorbeigehen. Ergreifen Sie die Initiative und versuchen Sie, Ihre Probleme selbst zu bewältigen.

**6 — Finden Sie zu sich selbst**

Halten Sie nach Möglichkeiten Ausschau, durch die Sie etwas über sich lernen können. Vielleicht entdecken Sie plötzlich, dass Sie an schwierigen Situationen gewachsen sind. Viele Menschen, die schlechte Zeiten durchgemacht haben, leben danach intensivere Beziehungen und fühlen sich stärker. Auch wenn sie sich verletzbar fühlen, haben sie oft an Selbstwertgefühl gewonnen und schätzen ihr Leben mehr.

**7 — Entwickeln Sie eine positive Sicht auf sich selbst**

Vertrauen Sie Ihren Instinkten und Ihren Fähigkeiten, Probleme zu lösen.

**8 — Behalten Sie die Zukunft im Auge**

Versuchen Sie, auch in schwierigen Zeiten eine Langzeitperspektive zu wahren und Ihre Lage in einem grösseren Kontext zu betrachten. Versuchen Sie, das Ereignis nicht grösser zu machen, als es tatsächlich ist.

**9 — Erwarten Sie das Beste**

Arbeiten Sie daran, mit einer optimistischen Einstellung durchs Leben zu gehen. Das führt zwangsläufig zu einer positiven Erwartungshaltung. Stellen Sie sich vor, was Sie möchten, statt darüber nachzudenken, wovor Sie Angst haben.

**10 — Sorgen Sie für sich selbst**

Achten Sie auf Ihre Bedürfnisse und Gefühle. Machen Sie Dinge, die Ihnen Freude bereiten und die Sie entspannend finden. Bewegen Sie sich regelmässig. Wer sich gut um sich selbst kümmert, stärkt Körper und Geist. Und das wiederum hilft Ihnen, in schwierigen Situationen besser zurechtzukommen.



10-Punkte-Plan online: http://www.apa.org/helpcenter/road-resilience.aspx

KAPITEL 5

# Stress: vom Lebensretter zum Teufel

«Ich bin ja so im Stress!» Wie oft haben Sie diesen Satz in letzter Zeit gehört? Nicht nur Erwachsene benutzen ihn immer häufiger, auch Kinder plappern ihn nach. Weil sie merken, dass man mit dieser Aussage Aufmerksamkeit erregt. Wer in der heutigen Zeit zu viel Zeit übrig hat, wird automatisch als faul angesehen. Dabei können Menschen nur neue Kreativität entwickeln und Kraft schöpfen, wenn sie Zeit dafür haben. Aber die fehlt uns mehrheitlich, weil wir so viel davon in den beruflichen und privaten Erfolg investieren, um in der Gesellschaft ein gutes Ansehen zu geniessen. Und nicht zu vergessen: Weil wir unseren Erfolg laufend auf Social-Media-Kanälen dokumentieren müssen – mit Fotos von Geschäftsreisen, Pärchen-Fallschirmsprüngen und selbstgekochten Fünfgängern.[20]

«Ich bin ja so im Stress!», sagte bis vor rund 80 Jahren noch kein Mensch. Der Stress wurde nämlich erst im Jahr 1936 erfunden – vom Wiener Arzt Hans Selye.[21] Natürlich kannten schon die Steinzeitbewohner hektische Momente und anstrengende Situationen, von denen viele ziemlich sicher schwerer zu ertragen waren als die Belastungen von heute. Die Verzweiflung nach einer erfolglosen Nahrungssuche scheint mir eine grössere Tragweite zu haben als die Versagensangst, weil man einen Vortrag vor Publikum halten muss. Und das Davonrennen vor einem wütenden Mammut erhöht den Stresspegel garantiert mehr als ein Work-out auf dem Laufband im Fitnessstudio. Genau für solche Momente hat uns die Evolution den Stress mit auf den Weg gegeben: Er lässt uns in einer schwierigen Situation schneller handeln. Damit wir nicht verhungern oder zertrampelt werden. «Stress sorgt dafür, dass wir in den unterschiedlichsten Umgebungen zu Höchstleistungen fähig sind»,[22] fasst der Biopsychologe Clemens Kirschbaum zusammen. Wichtig ist es aber, dass diese körperlichen Stressreaktionen möglichst schnell wieder abebben – nämlich dann, wenn die Gefahr vorüber ist.

«Langeweile ist das Schreckgespenst der Leistungsgesellschaft.»

Heute ist der Stress Teil unseres Alltags geworden. «Es gehört fast schon zum guten Ton, zu wiederholen, dass man nicht unterbeschäftigt, sondern wichtig ist und viel zu tun hat»,[23] meint die Psychologin Monika Bullinger. Es wird nicht mehr unterschieden, ob man ab und zu ein wenig gehetzt ist oder ob man permanent in einer Stresssituation steckt, aus der es keinen Ausweg gibt. Stress, den man nicht mehr bewältigen kann, stellt ein Gesundheitsrisiko dar. Denn Menschen, die unter chronischem Stress leiden, können oft nicht mehr zur Ruhe kommen. Und wenn Phasen ganz ohne Druck da sind, finden sie das schon fast unerträglich. Denn sie haben verlernt, sich zu erholen. Oder noch schlimmer: Sie haben panische Angst vor dieser Leere. Wie stressig ein voller, fordernder und hektischer Tag tatsächlich ist, empfindet jeder Mensch anders. Dem einen ist es schon zu viel, zwei Termine zu koordinieren. Ein anderer gerät dann in Bedrängnis, wenn es zu Unstimmigkeiten und Ärger im Beruf oder im Privatleben kommt. Und den Dritten lässt das alles völlig kalt.[24]

Gestresst fühlt sich jeder ab und zu – auf die eine oder andere Art. Aber wie schlimm ist dieser Stress für Sie persönlich wirklich? Der österreichische Psychologe Werner Stangl, Assistenzprofessor am Institut für Psychologie und Pädagogik der Universität Linz, wollte den Menschen die Möglichkeit geben, ihren persönlichen Stresslevel einzuordnen. Deshalb hat er einen Stresstest entwickelt.

Beantworten Sie auf den nächsten zwei Seiten alle 40 Fragen zum Selbsttest «Wie gestresst bin ich?». Lassen Sie keine aus! Sonst werden Sie kein korrektes Testergebnis erhalten. Stellen Sie sich beim Beantworten der Fragen jederzeit Ihre aktuelle, persönliche Situation vor.[25]

**Selbsttest: Wie gestresst bin ich?**

| | | Trifft zu | Trifft teilweise zu | Trifft nicht |
|---|---|---|---|---|
| **1** | Wiegen Sie mehr als 10 % über Ihrem Normalgewicht? | | | |
| **2** | Essen Sie oft Süssigkeiten? | | | |
| **3** | Essen Sie viel fetthaltige Nahrung? | | | |
| **4** | Bewegen Sie sich wenig? | | | |
| **5** | Rauchen Sie mehr als 5 Zigaretten täglich? | | | |
| **6** | Rauchen Sie mehr als 20 Zigaretten täglich? | | | |
| **7** | Rauchen Sie mehr als 30 Zigaretten täglich? | | | |
| **8** | Trinken Sie mehr als drei Tassen starken Kaffee? | | | |
| **9** | Schlafen Sie schlecht oder zu wenig? | | | |
| **10** | Fühlen Sie sich morgens wie erschlagen? | | | |
| **11** | Nehmen sie Beruhigungs-, Schlafmittel oder Psychopharmaka? | | | |
| **12** | Bekommen Sie leicht Kopfschmerzen? | | | |
| **13** | Sind Sie stark wetterfühlig? | | | |
| **14** | Haben Sie leicht Magenschmerzen, Verstopfung oder Durchfall? | | | |
| **15** | Bekommen Sie leicht Herzschmerzen? | | | |
| **16** | Sind Sie sehr lärmempfindlich? | | | |
| **17** | Beträgt Ihr Ruhepuls über 80 Schläge pro Minute? | | | |
| **18** | Bekommen Sie leicht feuchte Hände? | | | |
| **19** | Sind Sie oft aufgeregt, hektisch, unruhig? | | | |
| **20** | Lehnen Sie innerlich Ihre Arbeit ab? | | | |

| | | Trifft zu | Trifft teilweise zu | Trifft nicht |
|---|---|---|---|---|
| **21** | Mögen Sie Ihren Vorgesetzten nicht? | | | |
| **22** | Sind Sie mit Ihrer Situation unzufrieden? | | | |
| **23** | Ärgern Sie sich schnell? | | | |
| **24** | Regt/en Sie Ihr/e Mitarbeiter oder Ihr/e Kollege/n auf? | | | |
| **25** | Sind Sie in Ihrer Arbeit sehr penibel? | | | |
| **26** | Sind Sie sehr ehrgeizig? | | | |
| **27** | Haben Sie bestimmte Ängste oder belastende Zwänge? | | | |
| **28** | Werden Sie leicht ungeduldig? | | | |
| **29** | Fällt Ihnen das Entscheiden schwer? | | | |
| **30** | Sind Sie neidisch oder missgünstig? | | | |
| **31** | Werden Sie schnell eifersüchtig? | | | |
| **32** | Empfinden Sie Ihre Arbeit als schwere Belastung? | | | |
| **33** | Stehen Sie oft unter zeitlichem Druck? | | | |
| **34** | Leiden Sie unter Minderwertigkeitsgefühlen? | | | |
| **35** | Sind Sie gegenüber anderen Menschen misstrauisch? | | | |
| **36** | Haben Sie wenig Kontakt zu Mitmenschen? | | | |
| **37** | Können Sie sich an kleinen Dingen des Alltags nicht mehr erfreuen? | | | |
| **38** | Glauben Sie, dass Sie ein Pechvogel oder Versager sind? | | | |
| **39** | Fürchten Sie sich vor der Zukunft (Freundschaft, Familie, Beruf)? | | | |
| **40** | Fällt es Ihnen schwer, sich zu entspannen? | | | |

**Auswertung:**

Für jedes «Trifft zu» erhalten Sie zwei Punkte, für jedes «Trifft teilweise zu» einen Punkt. Zählen Sie nun alle Punkte zusammen, und werten Sie Ihr Ergebnis mithilfe der folgenden Tabelle aus.

| Punkte | Interpretation |
|---|---|
| **Bis 19** | Sie sind derzeit relativ wenig belastet und sind stressstabil. |
| **20–26** | Sie haben derzeit eine geringe Stressbelastung. Trotzdem sollten Sie sich kritisch mit einzelnen Stressauslösern auseinandersetzen. |
| **27–33** | Sie leiden derzeit unter einer durchschnittlichen Stressbelastung. Sie sollten versuchen, sich regelmässig, systematisch zu entspannen, bzw. versuchen, die permanenten Stressoren zu reduzieren. |
| **34–41** | Sie sind derzeit sehr stressbelastet. Eine systematische Entspannung wäre dringend erforderlich, wobei Sie versuchen sollten, einige der Belastungsfaktoren in Ihrem Leben nachhaltig zu eliminieren. |
| **Ab 42** | Hält die derzeitige Belastung länger an, ist auf die Dauer gesehen eine Lebensumstellung angeraten. Falls es Ihnen nicht gelingt, sollten Sie eine psychologische Beratungsstelle oder einen Arzt aufsuchen. |

Weitere Tests zu Themen wie Selbstachtsamkeit, Persönlichkeit, Wünsche, Interessen, Kontrolle und Lerntypen finden Sie auf der Homepage des Psychologen Werner Stangl (http://arbeitsblaetter.stangl-taller.at/).

Das soziale Umfeld eines Menschen ist ein wichtiger Faktor für sein späteres Stressempfinden, aber auch für die Entwicklung seiner Charakterzüge. Auch die Erziehung spielt dabei eine wichtige Rolle. Die gute Nachricht: Sie können Ihre Widerstandskraft in Sachen Stress auch noch im Erwachsenenalter stärken. Persönlichkeitspsychologen sind sich heute einig, dass unser Wesen weniger in Stein gemeisselt ist, als bis anhin angenommen wurde. Selbst Senioren sind noch in der Lage, ganz neue Wege einzuschlagen. «Zumindest gibt es keinen Schlusspunkt, an dem die Persönlichkeit fertig entwickelt ist»,[27] sagt der Entwicklungspsychologe Werner Greve, «wenn sich unsere Motive ändern, können auch wir uns ändern.» Ein paar Charakterstärken können Sie übrigens nicht oft genug trainieren, weil sie glücklich und zufrieden machen: Neugierde, Dankbarkeit, Optimismus, Humor und Enthusiasmus. Wer diese Eigenschaften stärkt und fördert, macht einen grossen Schritt in Richtung Ausgeglichenheit, Wohlbefinden und Stressresistenz, meint der Persönlichkeitspsychologie Willibald Rauch.[28]

«Wie viel Stress und Druck ein Mensch erträgt oder empfindet, hängt erheblich von der psychischen Widerstandskraft ab, die er von Kindesbeinen an entwickelt hat.»[26]

## Fünf Dimensionen der Persönlichkeit

Die Persönlichkeit lässt sich im Wesentlichen auf fünf Eigenschaften, auf «The Big Five» reduzieren. Diese fünf Dimensionen der Persönlichkeit bestimmen das Wesen eines Menschen – unabhängig von der Art der Fragebögen, von statistischen Methoden und auch vom Kulturraum, in dem Testpersonen befragt werden. Alle Big Five gelten als Merkmale, die durch den Lebenswandel eines Menschen nicht so leicht zu beeinflussen sind.

**1 — Neurotizismus**
Menschen mit ausgeprägtem Neurotizismus gelten als emotional labil. Sie erleben häufiger und länger Angst, Nervosität, Trauer, Anspannung, Verlegenheit und Unsicherheit. Insgesamt machen sie sich mehr Sorgen um ihre Gesundheit, neigen zu Hirngespinsten und reagieren in schwierigen Situationen schnell sehr gestresst. Menschen mit wenig ausgeprägtem Neurotizismus sind tendenziell stabil, entspannt, zufrieden und ruhig. Sie haben seltener unangenehme Gefühle – aber nicht unbedingt öfter positive Emotionen.

**2 — Extraversion**
Extravertierte Menschen sind begeisterungsfähig, heiter und optimistisch. Im Umgang mit anderen sind sie gesellig, gesprächig und auch aktiv. Anregungen nehmen sie gerne wahr. Introvertierte Menschen sind dagegen eher zurückhaltend und mitunter auch reserviert. Sie gelten als ruhig und unabhängig und sind gern allein.

**3 — Offenheit für Erfahrungen**
Menschen mit grosser Offenheit lieben es, neue Erfahrungen zu sammeln, und freuen sich über neue Eindrücke, Abwechslungen und Erlebnisse. Oft sind sie intellektuell, haben viel Fantasie und nehmen ihre Emotionen stark wahr. Sie sind wissensbegierig, experimentierfreudig und vielfältig interessiert. In ihrem Urteil sind sie unabhängig, probieren gerne Neues aus und hinterfragen auch gesellschaftliche Normen. Weniger offene Menschen sind eher konventionell und konservativ. Ihre eigenen Emotionen nehmen sie nicht so stark wahr. Sie sind realistisch und sachlich und führen oft ein bodenständiges Leben.

### 4 — Verträglichkeit

Menschen mit hoher Verträglichkeit sind oft sehr sozial eingestellt. Sie bringen anderen Mitgefühl und Verständnis entgegen. Sie setzen auf Vertrauen und Zusammenhalt. Meist sind sie gern bereit zu helfen, sie sind gutmütig und nachgiebig. Weniger verträgliche Menschen sind dagegen tendenziell egozentrisch. Sie begegnen ihren Mitmenschen mit Misstrauen und Unverständnis und setzen eher auf Wettkampf denn auf Kooperation. Sentimentalität ist ihnen fremd.

### 5 — Gewissenhaftigkeit

Wer gewissenhaft ist, plant seine Handlungen sorgfältig, ist sehr organisiert, zielstrebig und effektiv. Für sein Handeln übernimmt er Verantwortung und erweist sich als zuverlässig und diszipliniert. Sehr gewissenhafte Menschen können auch pedantisch sein. Weniger gewissenhafte Menschen handeln eher spontan und sind nicht besonders sorgfältig und genau. Sie gelten als locker und unbeständig, oft auch als unordentlich.

Quelle: Berndt, Christina: Resilienz. Das Geheimnis der psychischen Widerstandskraft. Was uns stark macht gegen Stress, Depressionen und Burn-out. dtv Verlag GmbH & Co. KG, München 2016, Selbsttest: Wie gestresst bin ich?, Seiten 190–191.

Trotz allen guten Strategien scheint ein Leben ohne Stress unmöglich. Denn allein die Tatsache, dass wir am Leben sind, bedeutet, dass wir uns ständig verändern müssen – weil sich auch unsere Umwelt wandelt. Und dieser Zwang, sich den wechselnden Anforderungen und Belastungen des Lebens anzupassen, führt bei vielen zu Stress.

Falls Sie in Ihrem Leben immer wieder Stressoren begegnen, die Sie nicht bekämpfen und beseitigen können, dann empfehle ich Ihnen, zehn Minuten zu meditieren. Setzen Sie sich auf einen Stuhl und konzentrieren Sie sich während zehn Minuten ausschliesslich auf Ihre Atmung. Einatmen – Ausatmen – Atempause. Einatmen – Ausatmen – Atempause. Sie werden feststellen, dass das gar nicht so einfach ist. Weil Ihnen unzählige Gedanken durch den Kopf gehen werden, die Sie von diesem Vorhaben abbringen wollen. Von der Wäsche, die im Tumbler wartet, über den dringenden Anruf auf Ihrer To-do-Liste bis zum Streit mit dem Nachbarn von heute Morgen. Beim Meditieren werden wir unmittelbar und unausweichlich mit dem Wandel konfrontiert. Während wir unseren Geist und unseren Körper beobachten, nehmen unsere Gedanken, Empfindungen, Gefühle, Wahrnehmungen und Impulse unaufhörlich andere Formen an.

> «Wenn es uns gelingt, Veränderungen als einen wesentlichen Teil unseres Daseins zu begreifen, anstatt in ihnen eine Bedrohung für unser Wohlergehen zu sehen, sind wir in einer sehr viel besseren Ausgangsposition, um den Stresssituationen unseres Lebens konstruktiv zu begegnen.»[29]

In solchen Momenten wird einem bewusst, dass der Mensch von einem Meer aus Veränderungen umgeben ist und dass sich alles, worauf wir uns konzentrieren, von einem Moment auf den anderen wandeln kann. Jede Aktion, zu der wir uns entschliessen oder hinreissen lassen, bewirkt eine Reaktion. Dinge kommen und gehen. Natürlich gilt das nicht nur für die innere Welt, sondern auch für die äussere. Für alles, womit wir in einer Beziehung stehen können. Nichts kann sich der stetigen Veränderung entziehen. Sogar Kontinente, Berge, Felsen, Küstenlinien und Meere werden im Lauf der Zeit umgeformt. Auch die Atmosphäre, unser

Planet, selbst Sterne und Galaxien verändern sich. Wenn wir also die Kräfte, die auf unser Leben einwirken, etwas genauer betrachten, dann stellen wir fest, dass nichts von Dauer ist.[30]

Das Leben an sich kostet schon viel Substanz – weil wir uns ständig den wechselnden Bedingungen in unserem Umfeld und in unserem Innern anpassen müssen. Wichtig ist dabei die Frage, wie stark wir uns für diese Veränderungen aufreiben müssen. Der moderne Fachbegriff für diesen biologischen Verschleissprozess lautet «allostatische Last»[31]. Das ist die Fähigkeit des Körpers, trotz Veränderungen stabil zu bleiben. Eine extrem praktische Gabe, von der Sie wahrscheinlich noch nie etwas gehört haben. Vereinfacht gesagt passiert Folgendes: Unser Körper kann unter extremen Stressbedingungen hochkomplexe Abläufe steuern und optimieren. Diese haben unserer Spezies schon oft das Leben gerettet – so wie am Anfang des Kapitels beschrieben, wenn wir uns vor dem Mammut in Sicherheit bringen mussten. Diese schützende Reaktion des Körpers ist aber nur für einen kurzen Einsatz konzipiert. Wenn Sie zum Dauerzustand wird, weil die Stressfaktoren permanent da sind, kann das Schaden anrichten. Dann wird dieser Stress zum Luzifer der Neuzeit – zu etwas Bedrohlichem.

«Stress kann Sie vor dem Zusammenbruch bewahren, er kann Sie aber auch zerstören.»[32]

Damit ein Impfstoff wirken kann, braucht es die richtige Dosis – egal, ob Sie sich gegen Grippe oder gegen Röteln impfen lassen. Sonst fügt man dem Körper Schaden zu. Genau dasselbe passiert beim Thema Stress: Die richtige Dosis treibt uns an und schützt uns. Wird die Stressdosis zu hoch angesetzt, müssen Sie rechtzeitig die Notbremse ziehen. Sonst nähern Sie sich kontinuierlich einem Burn-out. Gefährlich wird es, wenn Sie immer mehr arbeiten und Ihre Familie und Ihre Freizeit vernachlässigen. Am Ende sind Sie so mit der Arbeit verwachsen, dass Sie Gefahr laufen, in eine psychische Krise zu geraten. Umso wichtiger sind aus meiner Sicht ein gutes Stressmanagement und die Kräftigung der inneren Ressourcen.

«Ich bin ja so im Stress!» Je mehr ich über diesen Satz nachdenke, desto mehr stelle ich mir die Frage: Wieso tun wir uns das an? Wieso lassen wir nicht alles hinter uns und lassen unsere Seele in einer Hängematte in der Südsee baumeln? Vermutlich, weil die meisten von uns kein Leben ohne Anforderungen entlang der Energienulllinie führen wollen. Verständlich, das geht mir nicht anders. Aber scheinbar können wir mit unserer Energie trotzdem nicht so haushalten, dass wir dabei gesund bleiben. Leider gibt es kein allgemeingültiges Patentrezept für den gesunden Umgang mit Stress. Das bestätigt der Psychologe Gert Kaluza vom GKM-Institut für Gesundheitspsychologie in Marburg, der sich seit Jahren mit dem Thema Stressbewältigung beschäftigt. Stress wirke sich auf jeden völlig anders aus und werde ganz unterschiedlich empfunden, meint er. Das biologische Stressprogramm werde bei einem Menschen dann angeworfen, so der Psychologe, wenn er sich in einer Situation befinde, die ihm wichtig sei. Und diese Ideale oder Motive sind bei jedem Einzelnen völlig unterschiedlich.[33]

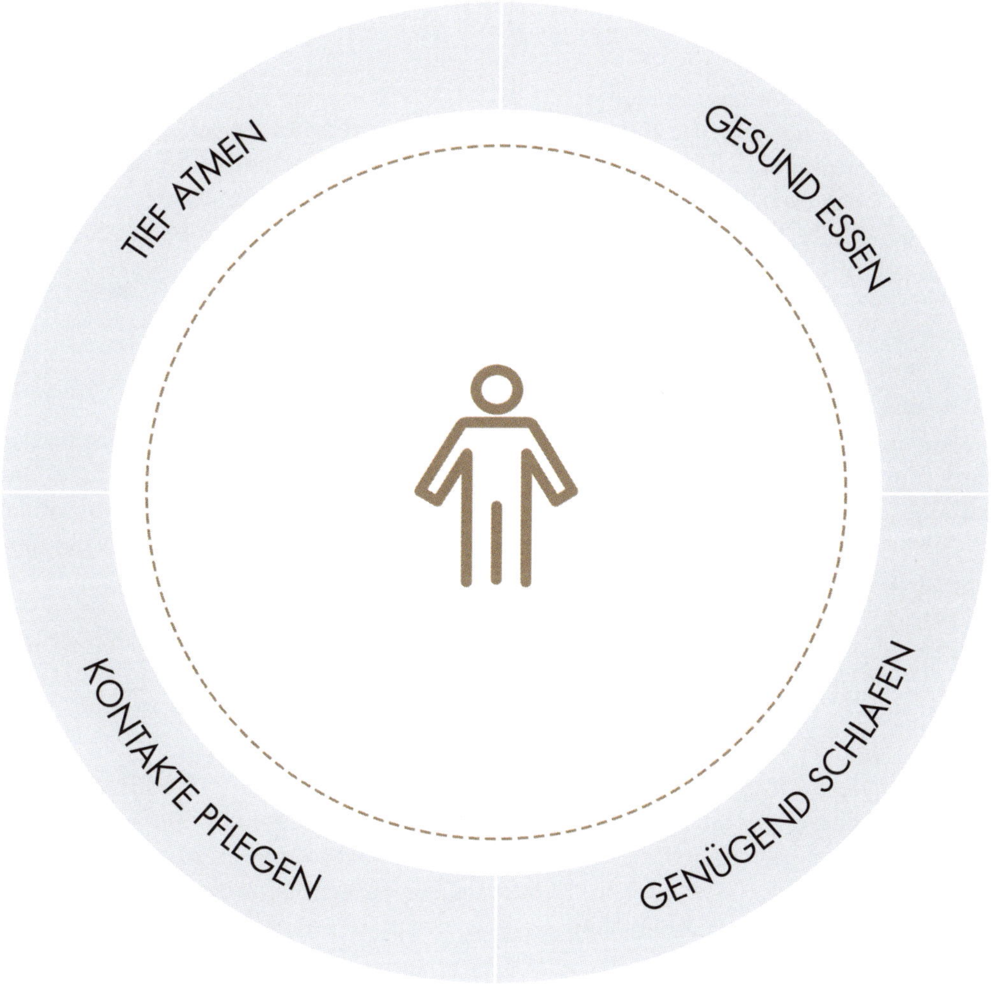


Ein wirksamer Schutzschild gegen Stress: tief atmen, gesund essen, genügend schlafen und Kontakte pflegen.

## Wissenskasten

Ein Auszug aus einem Interview von Christina Berndt, das sie für die Recherchen ihres Bestsellers, «Resilienz, das Geheimnis der psychischen Widerstandskraft», mit dem renommierten Psychologen Gert Kaluza vom GKM-Institut für Gesundheitspsychologie in Marburg geführt hat. Der Wissenschaftler beschäftigt sich seit Jahren mit dem Thema Stressbewältigung.

**1 — Woran merkt man, dass das Leben aus dem Gleichgewicht gerät? Wer viel Arbeitet tut das ja oft auch gerne.**

Am Anfang wird man noch mit einem Leistungsvorteil belohnt. Im Vergleich zu demjenigen Kollegen, der pünktlich Feierabend macht, schafft man mehr, hat vielleicht in der Firma auch ein höheres Ansehen oder ist mit der eigenen Firma erfolgreicher als die Mitbewerber. Aber irgendwann kommen Konzentrationseinbussen, und man macht blöde Fehler. Das ist das erste Warnsignal. Das muss am Anfang gar nichts Schlimmes sein. Da verschickt man E-Mails mit dem falschen Termin oder vergisst, einen Brief zu beantworten. Viele versuchen dann, noch mehr zu arbeiten.

**2 — Ist das der viel zitierte Einstieg in die Burn-out-Karriere?**

Ja, irgendwann brauchen solche Menschen dann Medikamente, damit sie durchhalten: Aufputschmittel zum Beispiel. Die Betroffenen gehen fälschlicherweise davon aus, ihren berufsbedingten Stress nicht reduzieren zu können. Stattdessen versuchen sie, ihre Belastbarkeit immer weiter zu erhöhen, bis gar nichts mehr geht. Die meisten dieser Menschen suchen erst Hilfe, nachdem sie zusammengeklappt sind.

**3 — Ist ein bestimmter Persönlichkeitstypus für einen Burn-out prädestiniert?**

Das ist schwer zu sagen. Manche Persönlichkeitszüge steigern sicherlich die Gefahr. Es sind ausgerechnet Eigenschaften, die in unserer Gesellschaft eigentlich hoch angesehen sind. Leistungsbereitschaft zum Beispiel, Identifikation mit dem Beruf, Bereitschaft, sich für andere einzusetzen.

**4 — Das will man eigentlich nicht alles ändern.**

Diese grundlegenden Eigenschaften muss man auch nicht ändern. Aber das Thema Musse ist wichtig. Das muss man wieder lernen.

**5 — Endlich einmal nichts tun – was manche verführerisch finden, ist für andere aber Horror pur.**

Ja, Nichtstun fällt mittlerweile vielen schwer. Es muss ja auch nicht für jeden die richtige Art sein, sich zu erholen. Wer im Beruf schon den ganzen Tag vor dem Computer sitzt und viel liest, für den mag der Strandurlaub im Liegestuhl mit einem Stapel Bücher das Falsche sein. Aus dem gleichen Grund erholen sich Menschen, die den ganzen Tag in Meetings verbringen und sich Ende Woche fragen, was sie eigentlich geschafft haben, wahrscheinlich besser bei der Gartenarbeit oder beim Heimwerken. Kraft schöpfen kann man am besten, wenn es einem gelingt, einen Kontrapunkt zu seinem Berufsalltag zu setzen.

**6 — Wer genügend pausiert hat, darf sich auch wieder richtig in die Arbeit stürzen?**

Natürlich. Wenn es ein Gleichgewicht zwischen Anstrengung und Entspannung gibt, dann bedeutet das auch, dass die Hälfte des Lebens schwierig, anstrengend oder kompliziert sein darf. Nur sollte das nicht als übermässig belastend erlebt werden und nicht den Seelenfrieden oder die Gesundheit zerstören.

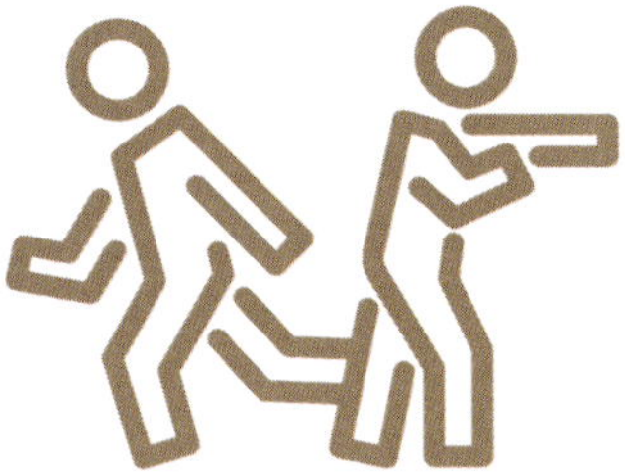

KAPITEL 6

# Kampf oder Flucht?
# Ein Geschenk der Natur

Stress ist nicht gleich Stress. Das wissen Sie bereits. Stress kann sich je nach Situation ganz gut anfühlen oder furchtbar unangenehm sein. Es wäre also sinnvoll, gewisse Stressverursacher in unserem Leben zu beeinflussen oder zu eliminieren. Aber das ist nicht immer möglich. Unangenehmen Dingen, die sich partout nicht ändern lassen, sollten wir deshalb mit einer anderen inneren Haltung begegnen. Dadurch entschärfen wir den Stress. Dieses Vorgehen nennt sich «mentale Stresskompetenz». Man nimmt die Realität so an, wie sie ist. Dazu müssen wir zuerst erkennen, wogegen es sich zu kämpfen lohnt und welche Situationen man besser annimmt und bewältigt, um Ressourcen zu sparen. Das ist der erste Schritt zu einem guten Selbstmanagement.[34]

Wichtig ist es, dass Sie Ihre persönlichen Prioritäten klären. Alles gleichzeitig erledigen werden Sie schlichtweg nicht schaffen. Was also ist Ihnen wirklich wichtig? Bringen Sie eine gewisse Struktur in Ihre übervolle Arbeitswoche. Oder erstellen Sie eine To-do-Liste für den Tag, auf der nur das steht, was Sie an diesem Tag auch tatsächlich erledigen können. Alle unerledigten Punkte kommen auf die Liste für morgen und werden heute ignoriert. Aber was heute erledigt werden muss, das dürfen Sie nicht aufschieben. Befassen Sie sich augenblicklich damit, sonst droht am Ende ein noch grösserer Stress. Weil Sie Deadlines versäumen, andere Menschen an ihrer Arbeit hindern oder Abläufe durcheinanderbringen. Trotzdem müssen Sie Grenzen setzen können. In unserer Gesellschaft, in der alles jederzeit möglich ist, müssen Sie «Nein!» sagen können. Auch zu sich selbst. Indem Sie sich bei gewissen Vorhaben ehrlich fragen: «Wie wichtig ist das?» Wie wichtig ist es Ihnen zum Beispiel, den günstigsten Handyvertrag im ganzen Land zu finden, um monatlich 10 Franken zu sparen, wenn Sie dafür stundenlang recherchieren müssen? Sie können sich auch einfach sagen, dass Sie sich nicht darum kümmern wollen und gut mit dem Istzustand leben können.[36]

«Viele von uns lassen sich von ihrem eigenen Perfektionismus unter Druck setzen. Sie sollten lieber akzeptieren, dass man es nicht immer allen recht machen muss.»[35]

Schauen wir uns jene Stressauslöser an, die Sie weniger beeinflussen können: die äusseren Ereignisse. Sie können materieller, gesellschaftlicher oder sozialer

Art sein, ökologisch, emotional, ökonomisch oder politisch. Im Normalfall nimmt unser Hirn ein Gefahrenpotenzial sofort wahr und stuft es automatisch ein – vor allem unter Extrembedingungen. Körper und Geist produzieren in einem solchen Fall ebenfalls Stressimpulse, die den Organismus beanspruchen und belasten. Diese Auslöser nennt man innere Stressoren. Auch unsere Gedanken und Gefühle können zu solchen Stressoren werden.[37]

Stressauslöser, die über einen längeren Zeitraum auf uns einwirken, bezeichnet man als chronische Stressoren. Aus eigener Erfahrung weiss ich, dass zum Beispiel die Pflege eines behinderten oder schwerkranken Angehörigen oft chronischen Stress mit sich bringt. Diesem Auslöser kann man kaum ausweichen, er hält unter Umständen über viele Jahre an und verlangt eine gewaltige Anpassung, damit man die Situation einigermassen unter Kontrolle hat. Stressfaktoren, die nur kurz auf uns einwirken, nennt man akute Stressoren. Der Termindruck zum Einreichen der Steuererklärung ist so ein typischer akuter Stressor. Oder der Feierabendstau, wenn man am anderen Ende der Stadt eine Verabredung hat. Aber auch der Verlust einer Arbeitsstelle oder der Tod eines nahestehenden Menschen gehören in die Kategorie «akute Stressoren». Diesen Ereignissen muss man sich anpassen, damit man einigermassen mit ihnen umgehen kann und sich die Situation wieder normalisiert. Wenn man diesen Verarbeitungsprozess nicht zulässt, können aus akuten Stressoren chronische werden.[38]

«Akuter Stress ist wie ein Sprint. Er stellt für gewöhnlich eine kurzzeitige Höchstleistung dar, die mehr oder weniger absehbar endet. Danach kehrt der Organismus idealerweise zu einer ruhigen Grundverfassung zurück.»[39]

So beschreibt die Stressforscherin Elissa Epel eine Episode von akutem Stress. Stellen Sie sich eine Gazelle vor, die vor einem Löwen flüchtet und dabei enorme Energien mobilisiert. Sobald sie in sicherer Entfernung zum Feind ist, beginnt sie wieder, friedlich zu grasen – so als wäre nichts geschehen. Bei uns Menschen sieht die Situation ein wenig anders aus. Denn selbst nachdem die unmittelbare Gefahr vorüber ist, können wir noch lange darüber nachdenken, was hätte geschehen können oder was künftig in derselben Situation passieren könnte. Vor allem bei

Erlebnissen, die gefährlich oder heikel waren. Nur durch diesen Denkvorgang geraten wir schon wieder in enormen Stress. Dieses Trauma des knappen Entrinnens kann uns noch lange begleiten und sollte in den meisten Fällen behutsam aufgearbeitet werden. Nur so können Sie es bis zu einem gewissen Grad bewältigen.[40] Die Aufarbeitung einer akuten Stresssituation muss aber nicht unbedingt sofort erfolgen. Manchmal macht es durchaus Sinn, Emotionen zu verdrängen, um weiter funktionieren zu können. Denken wir zum Beispiel an die Helfer in Krisengebieten. Stressforscher sind sich nicht einig, ob eine Aufarbeitung in jedem Fall notwendig ist. Denn jeder Mensch geht unterschiedlich mit Stresssituationen um.[41]

Die Stressforscherin Elissa Epel vergleicht chronischen Stress mit einem Marathonlauf, während dem man viele kürzere Sprints absolvieren muss. Diese Sprints stehen für Situationen, die zusätzlichen Einsatz verlangen. Auch hier ist die Pflege eines Angehörigen ein gutes Beispiel. Denn, wenn man sich Sorgen macht und dauernd über die äusseren, akuten Stressoren nachdenkt, kann der Stresszustand chronisch werden, weil die Gedanken selbst auch zu Stressoren werden und zusammen mit den äusseren Faktoren einen erhöhten Stresspegel verursachen.[42]

Stellen Sie sich eine extreme Stresssituation vor, in der Sie sich bedroht fühlen. Wenn die Bedrohung verschwindet oder sich im Nachhinein als unwichtig erweist, reagieren wir meist nur schwach oder gar nicht darauf. Aber wenn diese Stresssituation anhält und unsere Existenz bedroht, dann reagiert unser Körper automatisch. Diese Reaktion sorgt bei akuter Gefahr dafür, dass wir sofort bereit wären, den Feind anzugreifen und uns zu verteidigen. Unser Gehirn und unser Nervensystem wurden von der Natur so programmiert, dass sie unter solchen Umständen alle verfügbare Energie bereitstellen können, damit wir uns wirkungsvoll schützen und eine Notfallsituation unter Kontrolle bringen können.[43]

«Sobald wir uns bedroht fühlen, sorgt unser vegetatives Nervensystem dafür, dass wir bereit sind, zu kämpfen oder zu fliehen.»[44]

Dabei spielt es keine Rolle, ob diese Situation tatsächlich Leib und Leben bedroht oder ob es sich um eine abstrakte Form der Bedrohung handelt, die unser soziales

Gefüge oder unseren geistigen Zustand gefährdet. Wir geraten so oder so in einen Zustand von körperlicher und geistiger Übererregung. Alle Muskeln im Körper spannen sich an, wir empfinden Angst, Furcht oder Panik, aber auch Zorn oder Wut.[45]

In diesem Zustand der Übererregung nehmen wir alles viel stärker wahr. Wir können mit allen Sinnen in kürzester Zeit möglichst viele Informationen aufnehmen. Die Pupillen weiten sich, um mehr Licht aufzunehmen, und das Gehör schärft sich. Unsere Körperhaare stellen sich auf, damit wir Luftbewegungen besser wahrnehmen können. In diesem Zustand sind wir äusserst präsent und wachsam. Puls und Blutdruck sind erhöht, das Herz schlägt bis zu fünfmal schneller. So gelangt mehr Blut und damit auch mehr Energie in die Arm- und Beinmuskulatur, damit die Extremitäten im Falle eines Kampfes bereit wären. Aus demselben Grund wird das Verdauungssystem nur noch beschränkt mit Blut versorgt. In Stresssituationen hat man manchmal das Gefühl, Ameisen im Bauch zu haben. Das entsteht, weil der Blutstrom umgelenkt wird.[46]

Diese körperliche und emotionale Achtsamkeit wird vom vegetativen Nervensystem gesteuert. Das System besteht aus zwei Bereichen: Das sympathische Nervensystem muss die physiologischen Abläufe für den Fall eines Kampfes oder einer Flucht beschleunigen. Das parasympathische Nervensystem hingegen verlangsamt diese Prozesse und agiert sozusagen als Bremse. Diese beiden Systeme sind Gegenspieler, die den Wechsel von Erregung zu Erholung im gesamten Organismus steuern.[47] Eine Notiz aus dem «Boston Globe»[48] beweist, welche unglaublichen Energien unser Körper in einer Stressreaktion freisetzen kann:

«Arnold Lemerent aus South Gate, Michigan, ist 56 Jahre alt. Vor sechs Jahren erlitt er einen Herzinfarkt. Seither vermeidet er es, schwere Gegenstände zu heben. Diese Woche jedoch, als der 5-jährige Joshua in der Nähe des Spielplatzes unter einem Eisenrohr eingeklemmt war, wuchtete Lemerent das Rohr hoch und rettete dem Jungen so das Leben. Als er das Rohr anhob, glaubte er, es würde etwa 150 Kilogramm wiegen. Tatsächlich wog es aber 800 Kilo. Später versuchte er gemeinsam mit seinen erwachsenen Söhnen und mehreren Polizisten, das Rohr anzuheben. Es ist ihnen nicht gelungen.»[49]

Diese Geschichte zeigt, dass der Mensch in extremen Stresssituationen handelt, ohne nachzudenken, und dass der Körper dabei selbstständig riesige Kraftreserven freisetzen kann. Das beschert uns seit jeher riesige Vorteile: Beim Kampf oder auf der Flucht, in einer Umgebung voller Gefahren oder wenn unvorhersehbare Ereignisse eintreten. Diese Reaktion ist kein simpler Automatismus und auch kein Reflex, sondern eine hoch entwickelte, intelligente Fähigkeit des Körpers, um uns durch lebensbedrohliche Situationen zu manövrieren. Keine schlechte Sache, denn ohne diese Fähigkeit wäre unsere Spezies vermutlich schon längst ausgestorben. Aber im modernen Alltag werden wir nicht mehr allzu oft mit lebensbedrohlichen Situationen konfrontiert. Deshalb besteht die Gefahr, dass diese Fähigkeit ausser Kontrolle gerät. Wenn sie sich nicht mehr in sinnvolle Bahnen lenken lässt und anfängt, über unser Leben zu bestimmen, dann wird sie zum Problem.[50]

Trotzdem ist unsere Biosoftware immer noch so programmiert, dass wir jederzeit in den Kampf ziehen könnten. Sie reagiert, wenn unsere Sicherheit bedroht ist, wenn unsere Freiheit beeinträchtigt wird oder wenn wir von unserem Ziel abgebracht werden. Es kann schon reichen, dass beispielsweise auf der Autobahn vor uns unerwartet Hindernisse auftauchen. Schwupps – und schon sind wir bereit für den Überlebenskampf. Unser Geist stuft Ereignisse, die eigentlich trivial sind, als tödliche Gefahren ein. Eine eigentlich harmlose Stresssituation wird zur existenziellen Bedrohung. Einmal mehr ein Zeichen dafür, dass sich die Welt für den Menschen zu schnell verändert. Momente, in denen wir unnötig gestresst sind, häufen sich. Sie werden zur Gewohnheit, das Kampf-Flucht-System ist dauerhaft aktiviert. Das hat gravierende Auswirkungen auf unser Körpersystem.[51]

> «Auf dem Weg zur Arbeit bekommen wir es wohl kaum mit Mammuts zu tun, und auch in unserem Familienleben oder im sozialen Umfeld sind wir keiner derartigen Bedrohung ausgesetzt.»

Hinzu kommt eine Form von Stress, die unsere Urväter am Lagerfeuer noch gar nicht kannten: der soziale Stress. Eine seiner häufigsten Formen ist die Angst davor, Ansehen zu verlieren. Wenn wir zum Beispiel vor einer Gruppe etwas erzählen sollen, aber vor Scham rot anlaufen. Diesen sozialen Stress spüren auch Schauspieler vor der Premiere oder Olympiateilnehmer vor dem entscheidenden Wettkampf. Selbst der Superstar Roger Federer bestätigte in einem Interview seine Aufregung vor dem Finalspiel am Australian Open 2018, wo er seinen 20. Grand-Slam-Titel feiern konnte. Der soziale Stress tritt immer dann auf, wenn für die Betroffenen persönlich viel auf dem Spiel steht. Wenn diese Mischung aus Verlegenheit, Scham und Angst vor Zurückweisung auftritt, kann sie in einem Affekt enden und negative Konsequenzen für den Körper haben.

Es gibt heute so viele Auslöser, die uns in einen Zustand der Übererregung befördern können. Und dieser Zustand führt früher oder später zu gesundheitlichen Problemen. Die Funktionen des Körpers können so stark beeinträchtigt werden, dass Entzündungen entstehen. Chronischer Stress beschleunigt zudem den Alterungsprozess der Zellen. Aber all das lässt sich vermeiden oder stark eingrenzen – wenn wir lernen, mit belastenden Situationen achtsam umzugehen, anstatt automatisch in Stress zu verfallen.[52]

Viele Belastungen, die wir als Stress bezeichnen, entstehen aufgrund realer oder eingebildeter Bedrohungen, die unserem sozialen Status an den Kragen wollen. Entweder bedrohen sie unser Selbstbild oder das, was wir nach aussen gerne zeigen möchten. Das Gefühl, in dieser Hinsicht bedroht zu sein, reicht, um den Körper in eine Kampf-Flucht-Situation zu versetzen. Obwohl wir viele Möglichkeiten hätten, auf diese Situation zu reagieren, werden die meisten von uns zu Tieren. Kämpfen oder flüchten – eine andere Alternative hat die Natur nicht vorgesehen. Egal ob unsere soziale Stellung, das Ego oder unsere Überzeugung bedroht ist. Das sympathische Nervensystem geht mit uns durch und katapultiert uns – ob wir das wollen oder nicht – in einen Zustand der Übererregung.[53]

Viele meiner Kunden klagen über Schlafstörungen und chronische Muskelverspannungen, sie sind permanent innerlich angespannt. In den meisten Fällen ist dieser Zustand auf chronische Stresssituationen zurückzuführen. Diese Probleme sind die Antwort des Körpers auf eine Dauerbelastung, an der wir nicht selten selbst schuld sind. Wir lassen uns von den Sozialen Medien unter Druck setzen, wollen ein Bild von uns zeigen, das in die gesellschaftliche Norm passt oder sie sogar noch übertrifft. Und jeder, der dieses Spiel mitspielt, schraubt seine eigenen

Ansprüche und die Messlatte für andere in immer extremere Sphären. Trotzdem bringt es nichts, die Schuld den Smartphones, dem Internet oder Facebook in die Schuhe zu schieben. An der Grundidee, die hinter diesen technischen Entwicklungen steckt, ist an und für sich ja nichts verkehrt. Nur haben wir noch nicht ganz verstanden, in welchem Umfang Social Media für uns gesund sind.

Ich habe oft davon gesprochen, dass Stress individuell ganz unterschiedlich wahrgenommen wird. Trotzdem ist es Forschern gelungen, durchschnittliche Stresswerte für verschiedene Lebensereignisse zu definieren. Die Psychiater Thomas Holmes und Richard Rahe haben vor gut 40 Jahren eine Stressskala entwickelt. Sie listet 42 erschütternde Ereignisse auf und basiert auf den Antworten von rund 5 000 Patienten. Die Psychiater fragten diese Patienten nach bedeutsamen Dingen, die sie in den vergangenen Monaten erlebt hatten, und setzten diese Begebenheiten in Bezug zu den Krankheiten der Befragten. Die daraus entstandene «Social Readjustment Rating Scale» (auch bekannt als «Holmes-und-Rahe-Stressskala») kann helfen, wenn es darum geht, in welchem Mass aufregende Ereignisse die Gesundheit beeinflussen. Dazu haben Holmes und Rahe allen Ereignissen Stresswerte von 0 bis 100 zugewiesen. Die Stressskala ist erwiesenermassen auch über kulturelle Grenzen hinweg gültig.

### Gut zu wissen

In der Stressskala finden Sie Geschehnisse, die als negativ empfunden werden, aber auch solche, die man in der Regel als positiv einstuft. Laut den Psychiatern steigt der Stresswert eines Vorfalls mit der Anzahl der Lebensbereiche, die danach den neuen Umständen angepasst werden müssen.[54]

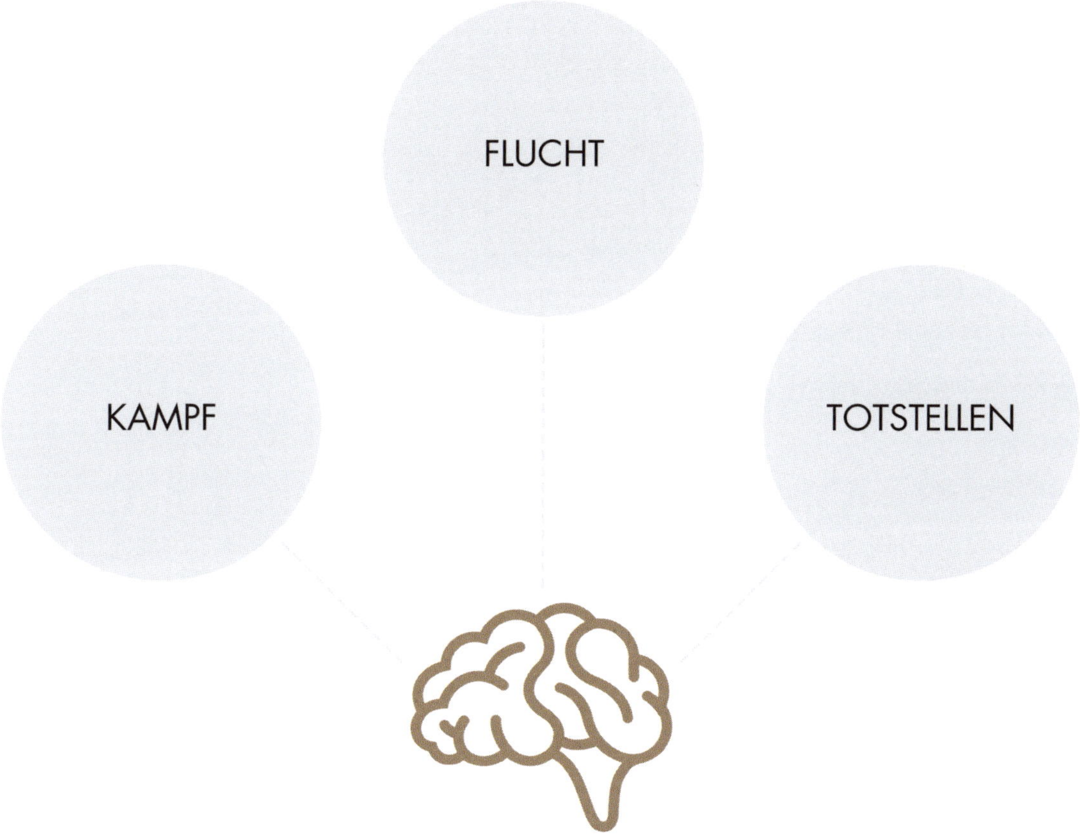


Mammuts gibt es nicht mehr, dafür andere Faktoren, die uns beängstigen können. Die Reaktion im Hirn ist wie vor 30 000 Jahren dieselbe.

**Stressskala**

| Rang | Ereignis | Stresswert |
|---|---|---|
| **1** | Tod des Ehepartners | **100** |
| **2** | Scheidung | **73** |
| **3** | Trennung vom Ehepartner | **65** |
| **4** | Haftstrafe | **63** |
| **5** | Tod eines nahen Familienangehörigen | **63** |
| **6** | Eigene Verletzung oder Krankheit | **53** |
| **7** | Heirat | **50** |
| **8** | Verlust des Arbeitsplatzes | **47** |
| **9** | Aussöhnung mit dem Ehepartner | **45** |
| **10** | Pensionierung | **45** |
| **11** | Änderung im Gesundheitszustand eines Familienangehörigen | **44** |
| **12** | Schwangerschaft | **40** |
| **13** | Sexuelle Schwierigkeiten | **39** |
| **14** | Familienzuwachs | **39** |
| **15** | Veränderung im Beruf | **39** |
| **16** | Einkommensveränderung | **38** |
| **17** | Tod eines nahen Freundes | **37** |
| **18** | Wechsel des Berufs | **36** |
| **19** | Veränderte Zahl an Auseinandersetzungen mit dem Partner | **35** |
| **20** | Annahme eines hohen Kredits | **31** |
| **21** | Kündigung eines Darlehens | **30** |

**Stressskala**

| Rang | Ereignis | Stresswert |
|---|---|---|
| **22** | Veränderung im beruflichen Verantwortungsbereich | **29** |
| **23** | Kinder verlassen das Elternhaus | **29** |
| **24** | Ärger mit der angeheirateten Verwandtschaft | **29** |
| **25** | Grosser persönlicher Erfolg | **28** |
| **26** | Anfang oder Ende der Berufstätigkeit des Partners | **26** |
| **27** | Schulbeginn oder -abschluss | **26** |
| **28** | Änderung der Lebensumstände | **25** |
| **29** | Änderung persönlicher Gewohnheiten | **24** |
| **30** | Ärger mit dem Vorgesetzten | **23** |
| **31** | Änderung von Arbeitszeit und -bedingungen | **20** |
| **32** | Umzug | **20** |
| **33** | Schulwechsel | **20** |
| **34** | Änderung der Freizeitaktivitäten | **19** |
| **35** | Veränderung in der Gemeinde-/Kirchentätigkeit | **19** |
| **36** | Änderung der sozialen Aktivitäten | **18** |
| **37** | Niedrige Schulden | **17** |
| **38** | Änderung der Schlafgewohnheiten | **16** |
| **39** | Änderung der Häufigkeit familiärer Zusammenkünfte | **15** |
| **40** | Änderung der Essgewohnheiten | **15** |
| **41** | Ferien | **13** |
| **42** | Weihnachten | **13** |

KAPITEL 7

# Achtsamkeit: der Weg zu mehr Gelassenheit

Der Begriff «Achtsamkeit» ist in den letzten Jahren immer populärer geworden. Er spielt eine wichtige Rolle in Führungsseminaren, Selbsthilfegruppen oder Stressmanagementkursen. Kein Wunder: Achtsamkeit ist eine ziemlich simple Lösung für viele Probleme. Wenn wir mit einer belastenden Situation achtsam umgehen, können wir vermeiden, dass sie in chronischem Stress ausartet. Aber Achtsamkeit ist nicht nur eine wirksame Strategie gegen Stress, sondern auch in vielen anderen Bereichen unseres Lebens wertvoll.

Fällt es Ihnen manchmal schwer, sich an den Inhalt eines Buchkapitels zu erinnern, obwohl Sie es eben erst gelesen haben? Oder haben Sie Mühe damit, sich den Ort ins Gedächtnis zu rufen, den Sie gestern besucht haben? Vielleicht haben Sie auch schon einmal in einer schönen Gegend Zeit verbracht, aber die atemberaubende Landschaft überhaupt nicht wahrgenommen. Das passiert, wenn unsere Gedanken nicht mit dem Hier und Jetzt, sondern mit ganz anderen Ereignissen und Plänen beschäftigt sind. Im Alltag bleibt oft wenig Zeit zum Durchatmen, weil Stress, körperliche Probleme oder ein grosser Druck auf unserem beruflichen und privaten Leben lasten. Achtsamkeit ist nichts anderes als eine Technik, die uns eine Pause von unseren Gedanken und Grübeleien schenkt.

Die Achtsamkeit hat ihren Ursprung im Buddhismus und existiert schon seit über 2500 Jahren. Buddhisten verstehen unter Achtsamkeit die Fähigkeit, Situationen so wahrzunehmen, wie sie wirklich sind – und nicht so, wie wir sie gerne sehen würden. Damit das gelingt, müssen wir unsere ganze Aufmerksamkeit bewusst auf unsere Gedanken, Gefühle und Taten, aber auch auf unsere Umgebung lenken. Emotionale Einflüsse oder vorgefertigte Denkweisen haben in diesem Moment nichts zu suchen. Die Achtsamkeit soll den Buddhisten helfen, Situationen und Menschen objektiver wahrzunehmen.

Selbst Wissenschaftler räumen mittlerweile ein, dass Achtsamkeit viel Positives auslösen kann. Psychologische und neurowissenschaftliche Studien belegen, dass Achtsamkeit psychische Probleme – ausgelöst beispielsweise durch schwere Krankheiten – reduzieren kann. Auch mit chronischen Schmerzen, Gemütsschwankungen und Angstzuständen können wir viel besser umgehen, wenn wir achtsam durchs Leben gehen. Laufende Studien wollen eruieren, wie und ob Menschen, die bewusst achtsam leben, besser mit Stress umgehen können. Unbestritten ist, dass wir dank regelmässigen Achtsamkeitsübungen konzentrierter handeln und geistesgegenwärtig reagieren.[55]

Und wie erlangen wir jetzt diese Achtsamkeit? Die gute Nachricht: Grundsätzlich ist jeder von uns achtsam – mal mehr, mal weniger. Beim Achtsamkeitstraining geht es darum, diese Fähigkeit gezielt weiterzuentwickeln, um sie im Alltag bewusst einsetzen zu können. Damit wir ein beeindruckendes Landschaftspanorama mit allen Sinnen wahrnehmen können. Oder damit wir es aus vollem Herzen geniessen können, wenn sich ein Kind vertrauensvoll in unsere Arme kuschelt.[56] Wie bei so vielen Dingen im Leben braucht es auch beim Thema Achtsamkeit vor allem Übung und Selbstdisziplin. Nur so können Sie einen Achtsamkeitsgrad erreichen, auf den Sie in entscheidenden Momenten zurückgreifen können.

«In Kombination mit Geduld und Mitgefühl kann Achtsamkeit Angstzustände lindern. Sie hilft uns, in stressigen Zeiten Ruhe zu bewahren.»

Ein paar einfache Strategien helfen uns dabei, einen achtsameren Umgang mit uns selbst und mit dem Leben um uns herum zu entwickeln. Diese Strategien und Wege unterscheiden sich in ihrer Vorgehensweise und ihrem Fokus, führen aber alle zum gleichen Ziel. Welchen Weg Sie gehen wollen, wird wahrscheinlich davon abhängen, wie viel Zeit Sie zur Verfügung haben und welche Methode am besten zu Ihrer Persönlichkeit passt. Im Wissenskasten auf der folgenden Seite finden Sie eine Anleitung, wie Sie ins Achtsamkeitstraining einsteigen können. Mit etwas Übung wird die Achtsamkeit auch Ihnen zu mehr innerer Ruhe verhelfen.

## Wissenskasten

### Sich in Achtsamkeit üben

Die erste Aufgabe besteht darin, sich auf die eigene Atmung zu konzentrieren. Ähnlich wie bei der Meditation. Suchen Sie einen ruhigen Ort auf, an dem Sie ungestört sind (schalten Sie Telefon, Handy, Fernseher und andere Störquellen aus). Nehmen Sie eine Haltung ein, in der Sie längere Zeit bequem sitzen können, und konzentrieren Sie sich auf jeden einzelnen Atemzug – auf das Ein- und das Ausatmen. Richten Sie Ihre Wahrnehmung auf Ihren Bauch und spüren Sie, wie er sich hebt und senkt. Versuchen Sie ganz bewusst und entspannt, etwa zehn Minuten lang so zu atmen.

Wahrscheinlich war Ihnen bis anhin nicht bewusst, dass eine gezielte Atmung das perfekte Fundament für eine achtsame Lebensweise ist. Denn die Atmung passiert normalerweise ganz automatisch und nebenbei, ohne dass wir ihr viel Beachtung schenken müssen. Sie werden schnell merken, dass die Konzentration auf etwas so Unscheinbares wie unsere Atmung eine Herausforderung bedeuten kann. Ihre Gedanken werden beim Atmen immer wieder abschweifen. Sie werden sich überlegen, was Sie zum Abendessen kochen wollen, werden über ein unangenehmes Telefonat nachdenken oder darüber, ob Sie Ihrem Kind ein Znüni mitgegeben haben.

Keine Angst: Am Anfang ist das völlig normal. Den meisten von uns fällt es sehr schwer, Dinge, die einen gerade beschäftigen, loszulassen. Unser Geist ist stark geprägt von unserem Lebensstil. Tagtäglich verarbeiten wir innert kürzester Zeit eine Flut von Informationen und tun mehrere Dinge gleichzeitig. Wir sind es schlichtweg nicht mehr gewohnt, uns nur auf eine Sache zu konzentrieren. Schon gar nicht auf etwas so Unspektakuläres und Allgegenwärtiges wie unsere Atmung. Wenn Sie beim Atmen merken, dass Sie mit Ihren Gedanken schon wieder woanders sind, dann lenken Sie Ihre Wahrnehmung ganz bewusst zurück auf Ihre Atmung. Fangen Sie nicht damit an, dieses Abschweifen zu bewerten oder sich darüber Gedanken zu machen. Alleine die Tatsache, dass Sie Ihre Zerstreutheit bemerkt haben, bedeutet, dass Sie achtsam waren. Seien Sie nicht überrascht, wenn Sie diese Übung oft wiederholen müssen, bevor Sie sich wirklich voll und ganz auf Ihren Atem konzentrieren können.

### Achtsamkeit im Alltag

Auch bei ganz alltäglichen Aufgaben können Sie Ihre Achtsamkeit trainieren. Betrachten Sie diese Handlungen und Abläufe einfach mit anderen Augen. Das beginnt schon bei der Art und Weise, wie wir uns die Zähne putzen, uns anziehen, die Schuhe binden, die Hände waschen, die Treppe hinuntersteigen oder wie gut wir anderen zuhören.

Vielleicht fragen Sie sich jetzt: Was bringt es, wenn ich meine ganze Aufmerksamkeit aufs Zähneputzen richte? Betrachten Sie diese Beispiele als Übungen, um Ihr Bewusstsein auf das zu lenken, was Sie gerade tun – ohne dass Ihre Gedanken abschweifen. Wenn Sie einfache, sich wiederholende Aufgaben achtsamer ausführen, eignen Sie sich nach und nach eine wertvolle Fähigkeit an. Sie werden in der Lage sein, sich auf den Moment zu konzentrieren und viel bewusster wahrzunehmen, was Sie gerade tun, sagen oder denken. Genau das ist letztendlich der positive Nutzen Ihrer Achtsamkeit. Üben Sie mit einfachen Alltagsaufgaben, und lernen Sie dabei eine neue Art von Bewusstsein kennen, die Ihnen in schwierigen Situationen weiterhelfen kann.

KAPITEL 8

# Keine Pause, keine Kreativität, kein Fortschritt

Wir neigen dazu, uns selbst auszubeuten, weil wir unsere Arbeit mithilfe von Internet und Smartphones jederzeit und überall erledigen können. Manchmal ist es tatsächlich eine Erleichterung, wenn man nach Feierabend noch schnell ein paar wichtige Dinge fürs Büro erledigen kann. Aber Achtung: Wer sich permanent mit der Arbeit beschäftigt, auch in der Freizeit und in den Ferien, tut das auf Kosten der Erholung. Dabei hätten wir die alle so dringend nötig. Aber wenn wir dann endlich Ferien haben, stellt sich das Urlaubsgefühl erst nach einer oder gar zwei Wochen ein, weil wir uns einfach nicht mehr entspannen können.[57]

Ohne Ruhe und Erholung wird der Mensch krank. Regelmässiges Nichtstun ist eine Quelle für neue Ideen und die beste Gelegenheit, kreatives Potenzial zu entfalten. Wir können nur dann einen neuen Blick auf alte Herausforderungen werfen, wenn wir innehalten und einen gewissen Abstand gewinnen. Vielleicht erkennen wir aus der Ferne plötzlich, dass es viel effizientere Wege gäbe, um eine Aufgabe zu bewältigen. Auch all jene, die jetzt noch energiegeladen und vor Kraft strotzend ohne Rücksicht auf ihre psychische Gesundheit durchs Leben gehen, sollten sich bewusst werden: Ihr Gehirn braucht Ruhe, damit es Ballast abwerfen und Platz für Neues schaffen kann.

Wer dieses Nichtstun nicht erträgt, weil die Angst vor Unproduktivität und vor dem eigenen Pendenzenberg zu gross ist, sollte sich die neuesten Forschungsergebnisse anschauen. Diese belegen, dass Menschen, die abends wirklich komplett abschalten, am nächsten Tag besser arbeiten. Das bestätigt auch die Psychologin Sabine Sonnentag: «Je stärker sich Angestellte in Gedanken von ihrer Arbeit lösen können, desto ausgeruhter und weniger gereizt sind sie am nächsten Morgen.» Arbeitnehmer, die am Wochenende ausschliesslich mit Freizeit und Familie beschäftigt waren, starten mit mehr Elan in die Woche. Sie arbeiten eigenständiger und engagierter und ergreifen häufiger die Initiative, wenn es um neue Projekte geht. Diese Angestellten sind zufriedener mit ihrem Leben, zeigen seltener Symptome von psychischer Belastung und engagieren sich stark in ihren Berufen.[59]

«Also nochmal, in aller Deutlichkeit: Ihr ständig einsatzbereiten und überall erreichbaren Internet-Mail- Smartphone-Benutzer von heute: Musse muss sein.»[58]

Mittlerweile haben das auch immer mehr Arbeitgeber erkannt. Mitarbeiter eines Unternehmens, in dem ich mit meinem Team fürs Gesundheitsmanagement zuständig bin, können während den Ferien automatisch alle neuen E-Mails löschen lassen. Die Absender dieser E-Mails werden informiert, dass sie sich an jemand anders wenden oder sich später nochmal bei der betreffenden Person melden sollen. Dieses Unternehmen berichtet, dass sich die meisten Anliegen bereits erledigt haben, bevor der Arbeitnehmer aus den Ferien zurück ist. Weil aber viele Arbeitnehmer ihre E-Mails auch in ihrer Freizeit lesen und bearbeiten wollen, hat sich dasselbe Unternehmen noch etwas überlegt: Nach 18.15 Uhr werden E-Mails nicht mehr auf Smartphones der Angestellten weitergeleitet. Das zwingt die Leute, abends abzuschalten und sich nicht mehr um Geschäftliches zu kümmern. Abschalten erfordert im Internetzeitalter halt eben wortwörtlich ein Abschalten.



Der Schlaf ist die stärkste und intensivste Form der Musse. Er ist nicht nur lebenswichtig, sondern auch die Basis, um Neues lernen zu können. Das Gehirn ist im Schlaf äusserst produktiv: Es verarbeitet die Erlebnisse des Tages, sortiert sie neu, speichert Relevantes ab und löscht Unwichtiges. Und das Gehirn lernt im Schlaf! Das hat der Harvard-Forscher Robert Stickgold schon im Jahr 1999 in aufsehenerregenden Experimenten bewiesen: Er liess Studenten Übungen am Computer machen. Es ging darum, möglichst effizient Strichcodes zu erkennen. Wenn die Probanden übten, wurden sie mit der Zeit besser. Einen wahren Leistungssprung aber erreichten sie über Nacht, nachdem sie geschlafen hatten.[60] Dasselbe hat mir auch Eleonora Kezhova, die Trainerin des Nationalteams für Rhythmische Sportgymnastik, bestätigt. Sie weiss aus Erfahrung, dass Turnerinnen, die bis zu acht Stunden am Tag immer dasselbe choreografische Element üben, langsam besser werden. Der richtig grosse Leistungssprung erfolge aber erst nach der Regenerationsphase.

Ein bisschen Leerlauf sollte man sich auch tagsüber am Arbeitsplatz gönnen. Kleine Bewegungspausen zwischendurch sind genauso wichtig wie ein ungestörter Feierabend und eine ausreichende Nachtruhe. Wer den ganzen Tag sitzend arbeitet, sollte im Laufe des Tages regelmässig aufstehen, an die frische Luft gehen, sich die Füsse vertreten, ein paar Stretchingübungen machen oder einfach mit Hingabe die Wand anstarren, ohne dabei bestimmte Gedanken zu verfolgen. Auch in solchen Momenten räumt das Gehirn auf, wirbelt die angesammelten Gedanken herum und ordnet sie neu.[61]

Garantiert haben Sie schon Geistesblitze, Aha-Effekte oder Visionen gehabt, oder? Wann wurden Sie von diesen unerwarteten Gedankengängen überrascht? Ich behaupte: immer dann, wenn Sie gerade aufgehört hatten, krampfhaft nach der Lösung für ein Problem zu suchen. Die besten Ideen entstehen dann, wenn wir das Grübeln einstellen und unsere Gedanken sich selbst überlassen. Dann scheint eine magische Macht unser ganzes Wissen im Gehirn so lange hin und her zu schieben, bis die Antwort fällt. Weil dabei verschiedene Gedanken und Erinnerungen ungefiltert aufeinanderprallen, entstehen plötzlich ganz neue Einblicke, Ideen und Schlussfolgerungen.

Es hat also durchaus Sinn, sich erst bewusst und rational mit den Argumenten eines Problems auseinanderzusetzen und die Entscheidung dann zu vertagen. Schlafen Sie einmal drüber! Dann erledigen die vorbewussten, intuitiven Netzwerke in Ihrer Grosshirnrinde den Job für Sie. Viele innovative Erfindungen wie beispielsweise die praktischen Post-it-Zettel, die Teflonbeschichtung oder der Klettverschluss sind durch solche neuen Betrachtungsweisen längst bekannter Tatsachen entstanden. Zufälle geschehen oft – aber zu etwas wirklich Neuem führen sie nur dann, wenn jemand sie ungezwungen auf sich wirken lässt und sie richtig deuten kann. Also: Es gibt nichts Produktiveres, als ohne schlechtes Gewissen zu entspannen und nichts zu tun.[62]

«Pling!»

Aber wie soll man es schaffen, eine Zeit lang an nichts Bestimmtes zu denken, wenn sich noch vor Ablauf einer Minute das erste SMS oder die erste E-Mail bemerkbar macht? Schalten Sie den Ton aus! Es ist schon schlimm genug, dass wir laufend auf unser Smartphone-Display starren und so unsere Konzentration und unsere Leistungsfähigkeit torpedieren. Dann sollten wir uns nicht auch noch alle paar Minuten von einem «Pling!» aus unserer Gedankenwelt reissen lassen. Wissenschaftler haben herausgefunden, dass man nach dem Lesen einer E-Mail mehrere Minuten braucht, um sich wieder auf das zu konzentrieren, was man zuvor gemacht hat. Die ständige Ablenkung ist Gift für unsere Aufmerksamkeit und für unsere Produktivität. Was würde wohl der französische Mathematiker und Philosoph Blaise Pascal heute über uns denken? Er schrieb bereits im 17. Jahrhundert in seinen «Gedanken über die Religion»:

Keine Pause, keine Kreativität, kein Fortschritt

«Alles Unglück der Menschen kommt davon her, dass sie nicht verstehen, sich ruhig in einer Stube zu halten.»

Inzwischen haben wir uns die ganze Welt in unsere Stube geholt. Unser Alltagsfluss wird von den ständigen E-Mails, SMS und Anrufen dauernd angehalten. Es ist purer Luxus, wenn man heutzutage zwei Stunden am Stück ungestört arbeiten kann. Aber diesen Luxus sollten Sie sich gönnen. Fahren Sie Ihr E-Mail-Programm zwischendurch einfach herunter. Eigentlich reicht es doch völlig, drei- oder viermal am Tag zu bestimmten Zeiten in sein virtuelles Postfach zu schauen! Früher ist man doch auch nicht alle zwei Minuten zum Briefkasten gerannt. Wir hätten es wahrscheinlich als höchst unangenehm empfunden, wenn der Pöstler Brief für Brief über den ganzen Tag verteilt persönlich an der Tür abgegeben und dabei jedes Mal geklingelt hätte.[63]

Am Anfang ist es unglaublich schwierig, offline zu arbeiten. So sehr haben wir uns schon daran gewöhnt, ständig Aufmerksamkeit in Form von E-Mails zu erhalten und unsere Neugier immer wieder lustvoll zu befriedigen, indem wir ins Postfach schauen. Das hat etwas sehr Verführerisches. Fast immer gibt es dort etwas Neues zu lesen. Dieser Vorgang befriedigt unsere Sehnsucht nach Nachrichten, Mitteilungen und Kontakten. Eine neue E-Mail bedeutet, dass man Ansprache erhält, Aufmerksamkeit und Zuwendung. Es bedeutet, dass man wichtig ist.

Aber auch, wenn es sich zunächst falsch und auf eine komische Art fast schmerzhaft anfühlt: Wer sich angewöhnt, sein Handy beim Spaziergang zu Hause zu lassen und beim Arbeiten das E-Mail-Programm herunterzufahren, der hat viel gewonnen. Sogar Softwarehersteller haben die Schwierigkeit dieses Vorhabens erkannt und bereits entsprechende Tools entwickelt, die das «Ausklinken» erleichtern. Die Software «MacFreedom» zum Beispiel kappt den Internetzugang eines

Rechners für eine zuvor festgelegte Dauer. Um vor Ablauf dieser Zeit wieder ins Internet zu gelangen, müsste man den Computer erst einmal komplett neu starten. Solche Programme können sehr nützlich sein, um sich selbst überhaupt die Chance zu geben, herrlich ungestört zu arbeiten.

Unzählige Wagemutige haben in den vergangenen Jahren von ihren Erlebnissen mit dem Ab- und Ausschalten berichtet. Die allermeisten hatten am Anfang Probleme damit. Aber mit der Zeit ist es bei allen besser geworden. Im Offline-Modus wird einem erst bewusst, dass man plötzlich wieder spannende und schöne Dinge wahrnimmt, von denen man gar nicht mehr wusste, dass es sie gibt: den eigenen Atem zum Beispiel. Oder dieses Gefühl, dass man nicht nur aus einem denkenden Kopf besteht, sondern spürt, dass man lebt. Wenn Sie möchten, dass Ihr Kopf auch in Zukunft leistungsfähig ist und seine Arbeit zuverlässig erledigt, dann sollten Sie auch dem Rest Ihres Körpers die nötige Achtsamkeit schenken.[64]

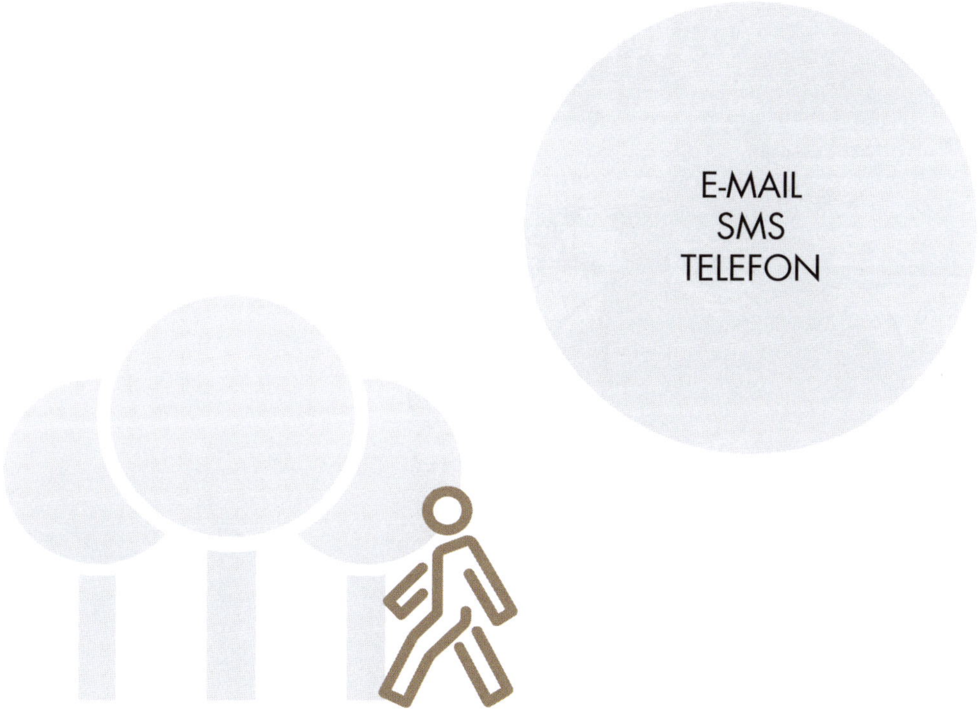


Den Fokus mal anders ausrichten, sich zwischendurch rausnehmen, das Smartphone mal liegen lassen und im Wald spazieren gehen oder einfach nur mal sitzen und ruhen.

KAPITEL 9

# Selbstdisziplin: So erreichen Sie jedes Ziel

Es gibt Menschen, die ihre Ziele sehr schnell erreichen oder sie sogar regelmässig übertreffen. Haben Sie sich schon einmal gefragt, warum manche erfolgreicher sind als andere? Mehr verdienen, zügiger vorwärtskommen und offensichtlich ein glücklicheres Leben führen als die grosse Mehrheit? Der amerikanische Sachbuchautor Brian Tracy hat sich in seinem Buch «Keine Ausreden! Die Kraft der Selbstdisziplin» auf die Suche nach dem Erfolgsgeheimnis dieser Menschen gemacht und Spannendes herausgefunden.[65]

Ich wette, die meisten von Ihnen würden gern Ihr Einkommen verdoppeln. Viele möchten ein paar Kilo abnehmen oder finanziell unabhängiger sein. Und natürlich bis ins hohe Alter gesund, fit und leistungsfähig bleiben. Das sind grossartige Ziele! Wir wollen nicht nur alle dasselbe, wir wissen eigentlich auch, wie wir uns verhalten müssen, um diese Ziele zu erreichen. Und die meisten von uns haben sich fest vorgenommen, zu tun, was dazu nötig ist. Irgendwann. Denn bevor wir das Ganze angehen, ziehen wir uns an einen wunderprächtigen Ort zurück: auf die «Wenn ich Zeit habe»-Insel. Dort sind Sätze zu Hause wie: «Wenn ich Zeit habe, werde ich dieses Buch lesen», «Wenn ich Zeit habe, werde ich mich im Fitnesscenter anmelden», «Wenn ich Zeit habe, werde ich mit der gesunden Ernährung beginnen», «Wenn ich Zeit habe, werde ich mich weiterbilden und mehr Geld verdienen», «Wenn ich Zeit habe, werde ich meine Finanzen in den Griff kriegen und keine Schulden mehr haben», «Wenn ich Zeit habe, werde ich all das tun, von dem ich weiss, dass ich es tun muss, damit ich meine Ziele erreichen kann. Wenn ich Zeit habe.»[66]

Wahrscheinlich leben sehr viele Menschen die längste Zeit ihres Lebens auf der «Wenn ich Zeit habe»-Insel. Und denken über all die Dinge nach, die sie tun werden, wenn sie dann mal Zeit haben. Und wen trifft man auf dieser wahnsinnig bequemen Insel? Genau: ganz viele andere Menschen, die genau dieselben Ausreden haben. Sie sitzen alle im Kreis, zählen ihre Ausreden auf und erklären sich gegenseitig, warum sie auf dieser Insel sind. Die Ausflüchte werden grösstenteils dieselben sein: «Ich hatte keine glückliche Kindheit», «Ich habe kein Geld», «Mein Chef ist wirklich ein Idiot», «Meine Ehe ist eine Katastrophe», «Keiner mag mich», oder «Die wirtschaftliche Lage ist zurzeit ziemlich schlecht.» Diese Menschen haben sich eine üble «Ausrederitis» eingefangen, die sie davon abhält, erfolgreich zu sein. Sie alle haben gute Absichten – aber wie Sie vielleicht wissen, ist der Weg zur Hölle mit guten Absichten gepflastert.[67]

Die erste Regel, um erfolgreich zu sein, ist simpel: Entscheiden Sie sich gegen diese Insel. Keine Ausreden mehr! Tun Sie etwas, oder tun Sie es nicht. Schwarz oder weiss, ja oder nein. Aber erfinden Sie keine weiteren Ausreden mehr. Hören Sie auf, Ihren Verstand für ausgeklügelte Begründungen und Rechtfertigungen zu verschwenden. Tun Sie etwas, irgendetwas! Bleiben Sie dran, und machen Sie sich immer klar, dass es allein in Ihrer Verantwortung liegt, ob etwas geschehen wird oder nicht. Verlierer verstricken sich in Ausreden, Gewinner machen Fortschritte. Sie können übrigens ganz einfach erkennen, ob Ihre Lieblingsausrede etwas taugt oder nicht. Schauen Sie sich um, und fragen Sie sich: Gibt es irgendjemanden, der die gleiche Ausrede benutzt wie ich und trotzdem erfolgreich ist? Höchstwahrscheinlich werden Sie niemanden finden. Seien wir ehrlich: Es gibt in diesem Land Tausende von Menschen, denen es weitaus schlechter geht als Ihnen und mir und die trotzdem etwas Wunderbares aus ihrem Leben gemacht haben. Und was Tausende vor Ihnen geschafft haben, das können Sie auch. Aber Sie müssen es versuchen wollen.[69]

> «Es gibt Tausende von Ausreden für Misserfolg, doch nie einen guten Grund dafür.»[68] Marc Twain

Als Erstes müssen Sie sich also gegen die Insel entscheiden. Dazu brauchen Sie nicht von Geburt an einen Startvorteil – den haben nämlich die wenigsten. Ich habe nicht einmal die Sekundarschule besucht, weil ich bei der Aufnahmeprüfung gründlich versagt habe. Das hat meine Eltern, insbesondere meinen Vater, ziemlich enttäuscht. Jedenfalls glaubte ich das damals. Von diesem Moment an habe ich mir bei Prüfungen immer extrem viel Mühe gegeben – obwohl mir das Lernen schwergefallen ist und ich viel Zeit investieren musste. Ich dachte, ich müsse das tun, um den Ansprüchen meiner Eltern gerecht zu werden oder um anderen zu genügen. Nach der Schule habe ich Landmaschinenmechaniker gelernt und auf diesem Beruf gearbeitet. Aus meiner Sicht hatte ich eine durchschnittliche Bildung, begrenzte Fähigkeiten und eine recht eintönige Zukunft ohne berufliche Perspektiven vor mir. Trotzdem habe ich mich innerhalb der Branche immer wieder weitergebildet, wollte die Messlatte immer höher legen. Vor etwa 15 Jahren habe ich damit begonnen, mir die folgende Frage zu stellen: «Warum sind einige Menschen erfolgreicher als andere?» Diese Frage hat mein Leben verändert. In den letzten Jahren habe ich Dutzende von Büchern und Artikeln über Erfolg und Leistung gelesen. Ich habe Seminare und Workshops besucht und mich intensiv mit dieser Thematik auseinandergesetzt. Jahrhundertelang haben Menschen nach Antworten auf diese Frage gesucht und sie auf jede erdenkliche Art erörtert. In einem Punkt sind sich alle Forscher einig: Ohne Selbstdisziplin kann man nicht erfolgreich werden.[71]

Sie brauchen die Selbstdisziplin, um nicht ständig nach Ausreden zu suchen. Diese Fähigkeit ist der Schlüssel zu einem grossartigen Leben mit dauerhaftem Erfolg und hilft Ihnen, sich gegen die «Wenn ich Zeit habe»-Insel zu entscheiden. Mein Leben hat sich von dem Moment an verändert, als ich mich zu mehr Selbstdisziplin aufraffen konnte. Und ich bin überzeugt: Sie wird auch Ihr Leben verändern. Als ich begann, selbstkritischer zu werden und mehr von mir zu verlangen, stieg mein Selbstvertrauen und ich realisierte, dass ich ganz allein dafür sorgen musste, dass ich ein glückliches und zufriedenes Leben führe. Also entschied ich mich, beruflich neue Wege zu gehen. Ich bildete mich weiter und schloss mit 31 Jahren meine zweite Ausbildung als Fitnesstrainer mit eidgenössischem Fachausweis ab.

«Wenn Menschen so viel Energie darauf verwenden würden, ihre Ziele zu erreichen, wie sie darauf verwenden, sich Ausreden für ihr Versagen auszudenken, würden sie sich tatsächlich selbst überraschen.»[70]

Seither habe ich viele Bücher über die Physiologie des menschlichen Körpers, über Anatomie, Trainingswissenschaften und Unternehmensführung gelesen. Als ich vor zehn Jahren meine Firma TATKRAFT Creative Training gründete, hatte ich kein Geld, keine Infrastruktur und keine Ahnung von Unternehmertum. Und trotzdem entschied ich mich, Personaltraining für anspruchsvolle Kunden und Training für die athletische Leistungsentwicklung von Spitzensportlern anzubieten. Ich startete mit einem Trainingsanzug, Turnschuhen und einem Laptop.

Aber ich hatte eine Vision, die ich bis zum heutigen Tag zielstrebig verfolge. Und das wird sich auch in Zukunft nicht ändern. Ich will in ein paar Jahren zurückschauen und zu mir selbst sagen können: «Das hast du gut gemacht, Andreas! Das war sinnvoll. Du hast dich durch deine Berufung persönlich immer weiterentwickelt, und das hat dich mit Freude und Begeisterung erfüllt.»

Mittlerweile habe ich mir ein kleines Unternehmen aufgebaut – obwohl viele in meinem Umfeld daran gezweifelt haben, dass man in dieser Branche längerfristig überleben kann. Mein Unternehmen besteht aus zehn Vollzeitstellen, einem eigenen Trainingsstudio und aus Equipment, das perfekt auf unsere Trainingsphilosophie abgestimmt ist. Wir trainieren Spitzensportler, Artisten, Schauspieler und andere Privatkunden. Ich bin diesen Weg erfolgreich gegangen, obwohl ich vom Unternehmertum keine Ahnung hatte und die Branche kaum kannte. Dafür hatte ich umso mehr Begeisterung, Disziplin und die Entschlossenheit, zu lernen und das Gelernte anzuwenden. Ich vertraute auf die Kraft meiner Selbstdisziplin und auf Hunderte von Stunden Arbeit und Lektüre. Ich bin überzeugt, dass Selbstdisziplin auch die Grundlage für Ihren Erfolg ist. Ich habe in den letzten Jahren gelernt, dass man fast jedes Ziel, das man sich setzt, erreichen kann. Aber dazu braucht man genug Disziplin, um zu tun, was getan werden muss. Aufgeben ist keine Alternative!

Wer also alles erreichen will, was im Leben möglich ist, und mehr tun, mehr sein und mehr haben möchte als zuvor, der braucht Selbstdisziplin. Vielleicht besteht die wichtigste Einsicht zum Thema Erfolg darin, dass man ein anderer Mensch werden muss, um mehr zu erreichen. Konzentrieren Sie sich nicht auf die materiellen Dinge, sondern auf die Person, die Sie gerne sein möchten. Wenn Sie sich für diesen Weg entscheiden, dann werden Sie sich Schritt für Schritt zu einem bemerkenswerten Menschen entwickeln, der zu bemerkenswerten Leistungen fähig sein wird.[72]

Dank meiner Arbeit als Trainer hatte ich das grosse Glück, vielen besonderen Menschen zu begegnen und mit ihnen zusammenzuarbeiten. Durch diese interessanten und spannenden Begegnungen habe ich nach und nach ganz unterschiedliche Erfolgsrezepte kennengelernt. Vor ein paar Jahren beispielsweise rief mich ein bekannter Berner Unternehmer an. Er interessierte sich für unsere Trainingsphilosophie und unsere Dienstleistungen. Ich habe ihn zu einem Kaffee in unser Studio eingeladen – so wie ich das immer mit neuen Kunden mache. Ich wollte ihn kennenlernen, mit ihm seine Anliegen und Ziele besprechen und abmachen, wie wir weiter vorgehen. Ich erinnere mich noch gut an den Moment, als dieser Kunde in unserer Lounge Platz genommen hatte und ich ihm den Kaffee servierte. Er wirkte sicher und strahlte eine enorme Gelassenheit aus. Wir kamen ins Gespräch. Er erzählte mir von seiner Arbeit, seinen Projekten und davon, dass er seinem Körper in den letzten Jahren zu wenig Aufmerksamkeit geschenkt hatte. Das Resultat: Er hatte zehn Kilo zu viel auf den Rippen. Bis zu diesem Zeitpunkt war unser Gespräch eines wie Dutzende andere. Aber als ich ihn dann fragte, ob er gestresst sei, verneinte er. Eine eher atypische Antwort für jemanden in seiner Funktion. Seine Antwort auf meine Frage, wie lange er nachts schlafe, irritierte mich noch viel mehr: «Vier Stunden», sagte er. Ich war geschockt und konnte mir nicht erklären, wie so etwas möglich ist. Er brauche einfach nicht mehr Schlaf, erklärte mir mein Gegenüber. Während andere schliefen, arbeite er lieber. Er habe festgestellt, dass er frühmorgens äusserst produktiv sei. Er bezeichnete diese kurze Schlafphase als eines seiner Erfolgsrezepte und sagte, er ziehe diese vier Stunden konsequent durch.

> «Die Höhepunkte, die grosse Frauen und Männer erreichten und hielten, erreichten sie nicht durch plötzliche Flucht. Vielmehr bewegten sie sich nachts mühsam nach oben, während ihre Gefährten schliefen.»[73] Henry Wadsworth Longfellow

Ich fragte mich: Ist das wirklich das Geheimnis des Erfolgs? Muss man sich lediglich angewöhnen, mit weniger Schlaf auszukommen und produktiv zu arbeiten, während andere im Land der Träume wandeln? Je länger ich darüber nachdachte, desto klarer wurde mir, dass sich dieses Prinzip nicht praktisch umsetzen lässt. Selbstdisziplin muss auch auf anderen Wegen zum Erfolg führen. Bei Spitzensportlern zum Beispiel, die viel Schlaf und Regeneration brauchen. Deshalb habe ich beschlossen, noch mehr Antworten auf die Frage nach dem Erfolgsgeheimnis zu suchen. Zum Beispiel bei einigen bemerkenswerten und sehr erfolgreichen Menschen, die ich interviewt habe.

# Interviews

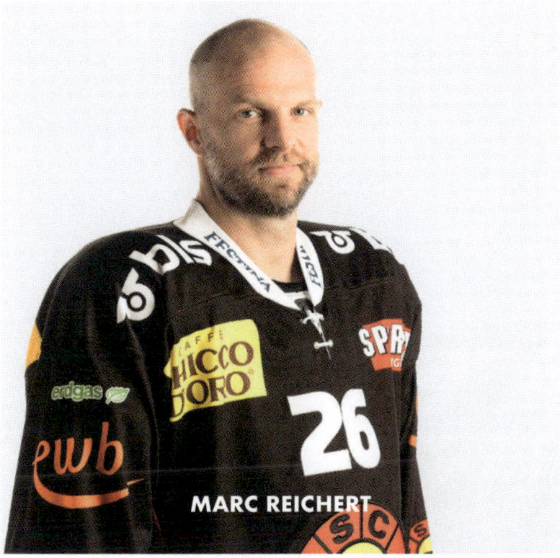

MARC REICHERT

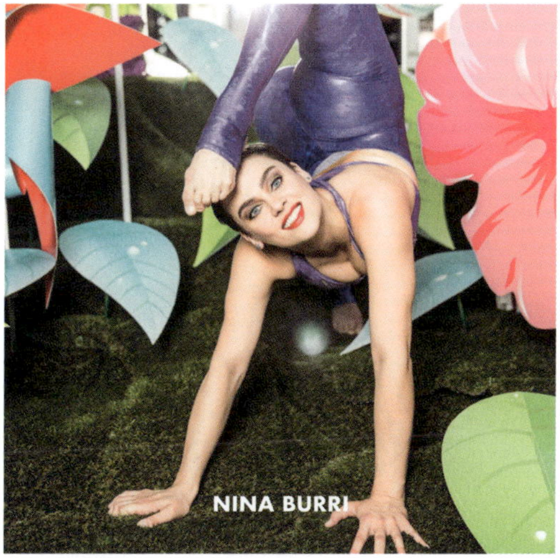

NINA BURRI

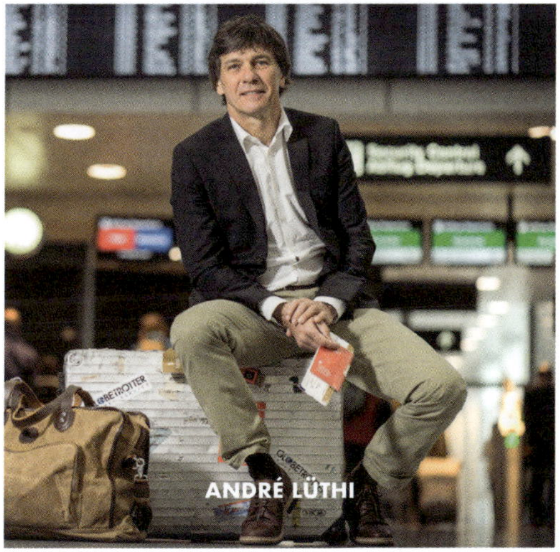

ANDRÉ LÜTHI

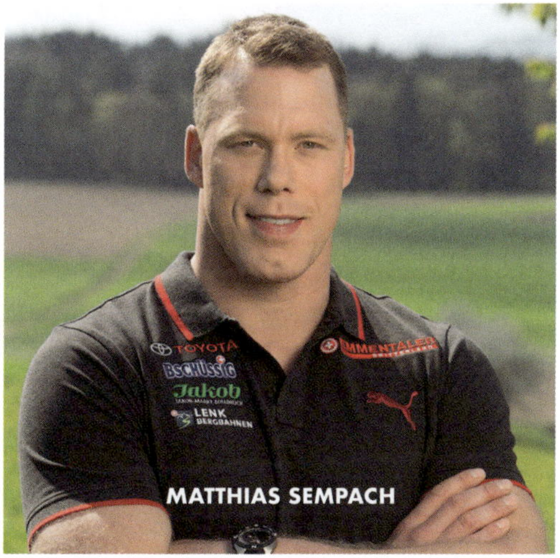

MATTHIAS SEMPACH

MARC REICHERT

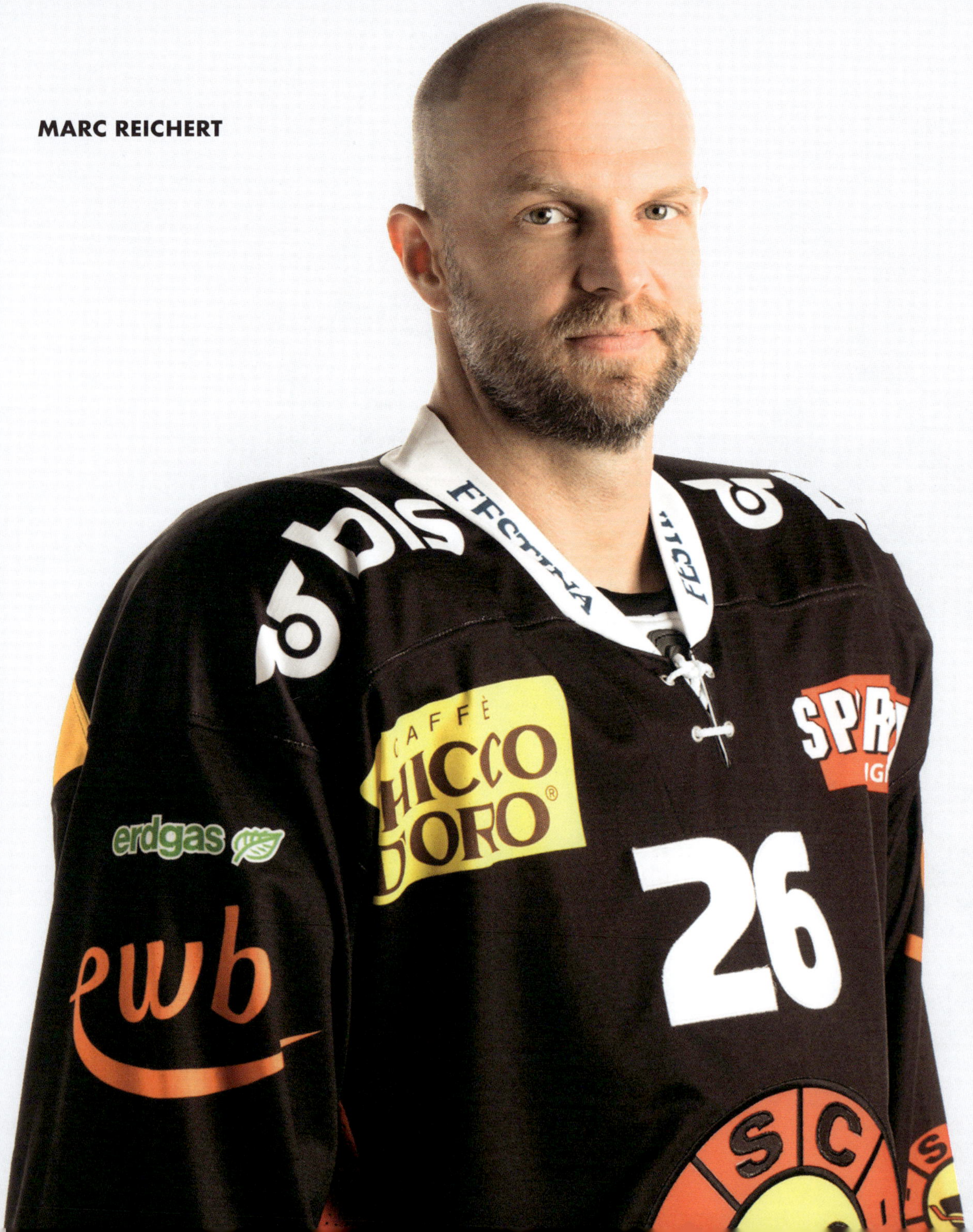


BILD: zVg

**Marc Reichert ist eine Berner Eishockeylegende. Mit der Schweizer Nationalmannschaft hat er 155 Länderspiele absolviert und stand an insgesamt sechs Weltmeisterschaften auf dem Eis. Mit dem SC Bern holte Reichert dreimal den Schweizermeistertitel. Nach 20 Profijahren hat Reichert im April 2017 seinen Rücktritt bekanntgegeben. Sein langjähriger Verein, SC Bern, ehrte ihn, indem seine Trikotnummer 26 unters Stadiondach gehängt wurde – als Zeichen dafür, dass sie nie mehr vergeben werden wird.**

**Andreas Lanz: Hast du schon als Kind davon geträumt, Eishockeyprofi zu werden?**
Marc Reichert: Eishockey war immer Teil unserer Familie. Seit ich mich erinnern kann, ist mein Vater ins Stadion gegangen, um sich Spiele anzuschauen. Eines Tages haben wir das Zeitungsinserat einer Hockeyschule gesehen. Ich ging hin und war sofort fasziniert. Als kleiner «Giel» fand ich vor allem die Ausrüstung cool, ich habe mich gefühlt wie ein Roboter. Die ersten Erfolge machten Lust auf mehr. Die Zeit während der Sporthandelsschule war dann ziemlich hart. Man wird zum jungen Mann, will in den Ausgang und Spass haben. Trotzdem muss man andere Prioritäten setzen. Ich habe im Car auf der Fahrt zum Spiel Hausaufgaben gemacht, weil die Zeit sonst nicht gereicht hätte. Aber das war ein guter «Lehrblätz».

**Warum hat dich ausgerechnet Eishockey so fasziniert?**
Weil es ein Mannschaftssport ist, in dem ich mit Kollegen auf ein Ziel hinarbeiten konnte. An schlechten Tagen wurde man von den anderen mitgerissen, an guten konnte man die anderen mitreissen. Später war die Dynamik des Spiels das Spannende: zu analysieren, warum es einmal perfekt läuft und dann wieder gar nicht. Ich hatte immer dieses innere Feuer für den Sport. Mein Vater und ich lachen heute noch über eine Szene an einem Nachmittag, als ich ihn nach der Schule um 15.30 Uhr fragte, ob er mich aufs Eisfeld nach Burgdorf fahren könne. Ich wollte unbedingt «chneble». Er meinte, mir würden nur 45 Minuten bleiben, bevor die zumachten, das lohne sich nicht. Ich war «hässig», habe die Tür zugeworfen und gerufen: «Wie soll ich so besser werden?» Er hat mich dann gefahren, mit der Bemerkung: «Ich bin definitiv nicht schuld, wenns nichts wird!»

**Wie wichtig waren Selbstdisziplin und Eigenverantwortung in deinem Leben als Profisportler?**

Enorm wichtig. Wenn man ein bisschen Talent hat, kann man sich in einem Team ziemlich gut verstecken und einfach nur so viel machen, damit man gerade so dabei ist. Ich musste mit 22 Jahren wegen einer Diskushernie meinen Rücken operieren. Danach habe ich mich hinter der Verletzung versteckt und aus Frust zu viel gegessen, sodass ich am Ende zu dick war. Schliesslich wurde ich aus der Nationalmannschaft geworfen. Dann hat es bei mir Klick gemacht. Ich habe meine Ernährung umgestellt, mir Ziele gesetzt – die nächste WM war so eines. Ich wollte nicht nur ein Mitläufer sein, sondern etwas bewegen. Bald stimmten die Resultate wieder. Am Schluss meiner Karriere habe ich fast zu viel trainiert – vor lauter Angst, wieder einen Schritt zurückzufallen.

**Welcher sportliche Erfolg bedeutet dir am meisten?**

Da gibt es zwei. Als ich mit 21 Jahren zur WM durfte, war das sehr speziell. Ich habe alles aufgesogen und extrem genossen. Was mir aber fast noch mehr bedeutet hat, war der erste Schweizermeistertitel mit dem SC Bern im Jahr 2010. Das hat einen speziellen Grund: Ein Jahr bevor ich zum SCB gekommen war, hat der Verein die Meisterschaft gewonnen. In meinen fünf Jahren beim SCB ist uns das nie mehr gelungen. Kaum war ich zu Kloten gewechselt, haben die Berner den Titel wieder gewonnen. Ich ging zurück zum SCB und wir scheiterten prompt im Viertelfinale. Da kamen bei mir echte Selbstzweifel auf und Gedanken wie: «Wenn ich da bin, klappt es einfach nicht.» Bis ich 2010, mit 30 Jahren, mit dem SCB endlich meinen ersten Meistertitel holen durfte. Das war eine riesige Befreiung.

**Du bist seit ein paar Monaten nicht mehr im Profisport. Wie hat sich dein Leben verändert?**

Vorher war mein Leben fremdgesteuert und durchgeplant. Im Sommer standen täglich zwei Trainingseinheiten auf dem Programm, im Winter waren wir auch mehrere Stunden täglich im Stadion. Es gab Wochen-, Monats- und Jahrespläne für Trainings, Spiele und sogar für Ferien. Mein Rhythmus war ein anderer als der meiner Freunde. Jetzt kann ich mein Leben selbst planen und habe Zeit für meine Familie. Ich war so häufig weg in den letzten Jahren. Und meine Frau wurde oft als Anhängsel von mir betrachtet, als «die Frau vom Reichert». Das ist jetzt anders.

**Besteht nicht die Gefahr, in einem Burn-out zu enden, wenn man ein so diszipliniertes Leben geführt hat wie du?**
Ich muss zugeben, dass ich die richtige Balance in meiner Karriere nie ganz gefunden habe. Ich war oft zu verbissen. Erst durch die Familie bin ich entspannter geworden. Man darf sich selbst nicht zu wichtig nehmen. Am Ende ist Eishockey nur ein Spiel, das der Unterhaltung dient. Aber für mich war es ein Beruf, und die Leute haben Geld bezahlt, um uns spielen zu sehen. Da muss man einen Mittelweg finden. Und Auszeiten planen – sei es eine Wanderung oder «eis go zieh» mit einem Freund, der nichts mit Hockey zu tun hat.

**Was, denkst du, sind die drei ausschlaggebendsten Gründe für deinen Erfolg?**
Disziplin steht sicher an erster Stelle. Ohne sie ist Erfolg kaum möglich. Dann die Eigenverantwortung. Sich nicht im Team verstecken, sondern ein Bewusstsein dafür entwickeln, dass jeder wertvoll ist fürs Ganze. Und dann, ganz wichtig: Freude. Wenn dich etwas mit Freude erfüllt, dann kommt der Erfolg. Wenn ich in die Kabine gekommen bin und es sich wie Arbeit angefühlt hat, dann wusste ich: Heute wirds schwierig.

NINA BURRI

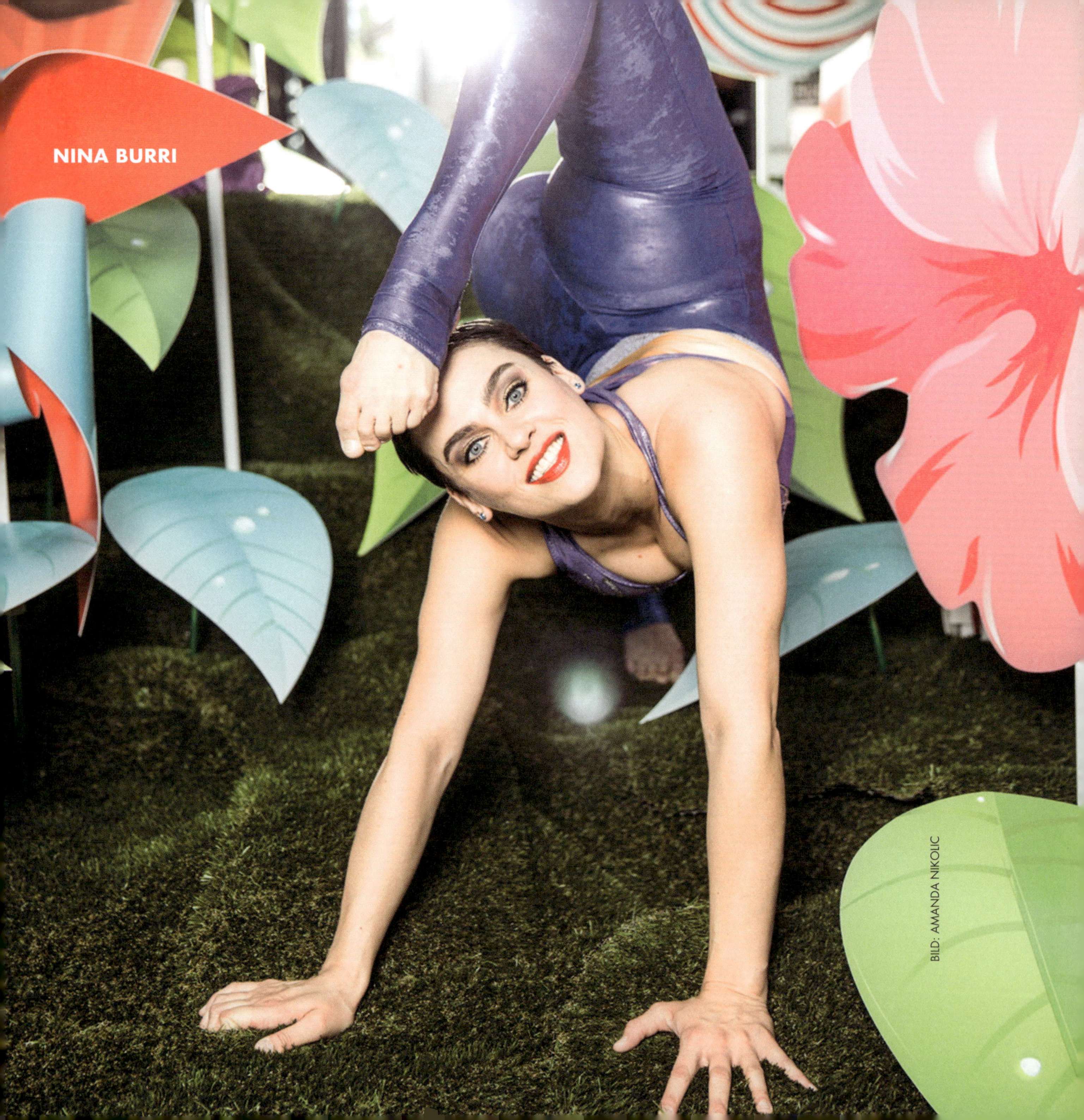

BILD: AMANDA NIKOLIC

**Nina Burri ist die erfolgreichste Kontorsionistin der Schweiz. Die Kunst der «Schlangenmenschen» lernte die ausgebildete Balletttänzerin als 30-Jährige an der «Beijing International Art School». Später nahm Nina Burri erfolgreich an verschiedenen Zirkuswettbewerben teil. Bekannt wurde die Bernerin durch Auftritte in diversen TV-Shows und durch ihre prestigeträchtigen Engagements, beispielsweise am «Bal du Moulin Rouge» in Paris. Die Bernerin lebt momentan in den USA und reist für ihre Shows um die Welt.**

**Andreas Lanz: Wenn man deine Karriere verfolgt, hat man das Gefühl, du seist ein ziemlicher Spätzünder: Balletttprofi mit 21 Jahren, Kontorsionsausbildung mit 30. Was gabs für Reaktionen zu deinen Berufsweg?**
Nina Burri: Viele Leute haben ganz konkrete Vorstellungen, was man wann zu machen hat. Heute bin ich froh, dass mich solche Meinungen nicht von meinem Weg abgebracht haben. Für mich ist alles zur richtigen Zeit passiert. Und glücklicherweise habe ich immer ein paar Jahre jünger ausgesehen, als ich tatsächlich war. Aber das Bühnenfieber hat mich schon sehr früh gepackt: Als ich sechs Jahre alt war, habe ich ein Märchenmusical besucht. Von diesem Moment an war für mich klar, dass ich auch auf die Bühne und ins Rampenlicht will.

**Du gehst deinen Weg sehr zielstrebig. Schaust du manchmal auch nach rechts und nach links?**
Ich habe immer ein festes Ziel vor Augen. Aber mit den Jahren habe ich gelernt, dass es auf dem Weg dorthin viele schöne Dinge zu entdecken gibt. Die sieht man aber nur, wenn man den Weg ab und zu verlässt. Dann kommt es fast immer gut. Ich wollte zum Beispiel nie als Moderatorin auf der Bühne zu stehen. Aber plötzlich bekam ich solche Angebote von Zirkusfestivals zum Beispiel. So haben sich für mich neue, spannende Türen geöffnet.

**Mit dieser Art von Artistik verlässt du ständig deine Komfortzone. Ist das für dich zur Gewohnheit geworden?**
Es ist zwangsläufig so, ja. Denn ich verbiege nicht nur meinen Körper, ich bin auch ständig auf Reisen und in anderen Ländern. Dort kann man in den meisten Fällen

nicht unseren hohen Standard erwarten. Man muss sich auf Situationen einlassen und sich wie ein Chamäleon anpassen. Das Unstete gehört zu meinem Leben – auch mein Arbeitsalltag sieht selten gleich aus. Wenns normal läuft, dann bin ich täglich vier Stunden mit Organisatorischem und Promo-Arbeit beschäftigt. Dazu kommen weitere vier Stunden körperliche Arbeit. Aber das kann sich je nach Engagement schnell ändern.

**Wie wichtig sind Selbstdisziplin und Selbstverantwortung in deinem Künstlerleben?**
Diese zwei Eigenschaften sind die wichtigsten in meinem Leben. Denn ohne sie wäre ich bestimmt nicht da, wo ich heute bin. Ich musste mich immer wieder selbst motivieren, musste trainieren und mir Ziele setzen. Bei etablierten Sportarten ist das anders, dort bestimmen Wettkampfpläne oder eine Tour den Rhythmus. Oft haben diese Sportler eine ganze Entourage an Betreuern und Trainern dabei. Aber ich bin gerne allein unterwegs und kann als Einzelkämpferin auch mehr leisten.

**Welchen Anteil am Erfolg haben deine Selbstdisziplin und deine Selbstverantwortung?**
Erfolg kann man nicht planen, aber man kann jeden Tag versuchen, die beste Version seiner selbst zu sein. Früher spürte ich schon vorher, wenn mich ein Ballettlehrer kritisieren wollte. Weil ich genau wusste, was ihm nicht passte. Ich habe den Missstand korrigiert, bevor er etwas sagen konnte. Deshalb weiss ich heute: Ich tue mir selbst einen Gefallen, wenn ich Probleme schnell löse, anstatt auf Kritik zu warten und dann zu heulen. Aber manchmal muss man die Meinungen der anderen auch ignorieren und seinen eigenen Weg gehen. «Against all odds!»

**Besteht nicht die Gefahr, in einem Burn-out zu enden, wenn man so diszipliniert ist wie du und gleichzeitig ein so rastloses Leben führt?**
Nicht, wenn man seinen Beruf so sehr liebt, wie ich es tue. Man muss in allem die Balance finden und sich bewusst kleine Auszeiten nehmen. Danach ist man wieder für den ganzen Trubel ready. Energie tanke ich in der Natur bei Spaziergängen oder wenn ich ohne Handy und Laptop mit dem Zug reise. Ich erfreue mich an kleinen Dingen und pflege meine treuen Freundschaften, die ich auf der ganzen Welt habe.

**Du bist Künstlerin, Spitzensportlerin und Unternehmerin. Dein Körper ist dein Kapital. Löst der Gedanke an Verletzungen bei dir Existenzängste aus?**
Auf jeden Fall. Das war zuletzt vor einem Jahr der Fall, als ich mich schwer am Nacken verletzt hatte. Ich wusste nicht, ob und wie es mit meiner Karriere weitergehen würde. Das war schlimm, denn ich möchte gern diejenige sein, die bestimmt, wann mit der Kontorsion Schluss ist. Verletzt abzugehen, wäre traurig. Aber irgendwann werde ich dieses Kapitel beenden und ganz neu beginnen müssen. Zum Glück habe ich viele Interessen und sehe ziemlich klar vor mir, wo künftig mein Platz in der Gesellschaft sein könnte. Der Rucksack mit den Erfahrungen der letzten Jahre wird mir dabei helfen.

**Was, denkst du, sind die drei ausschlaggebendsten Gründe für deinen Erfolg?**
An erster Stelle steht die Tatsache, dass ich immer fest an mich und meine Träume glaube. Dann setze ich mir immer wieder neue Ziele und gehe konsequent Schritt für Schritt bis zur Ziellinie. Und der dritte Grund sind wohl die Leidenschaft und die Überzeugung, mit denen ich meinen Beruf ausübe.

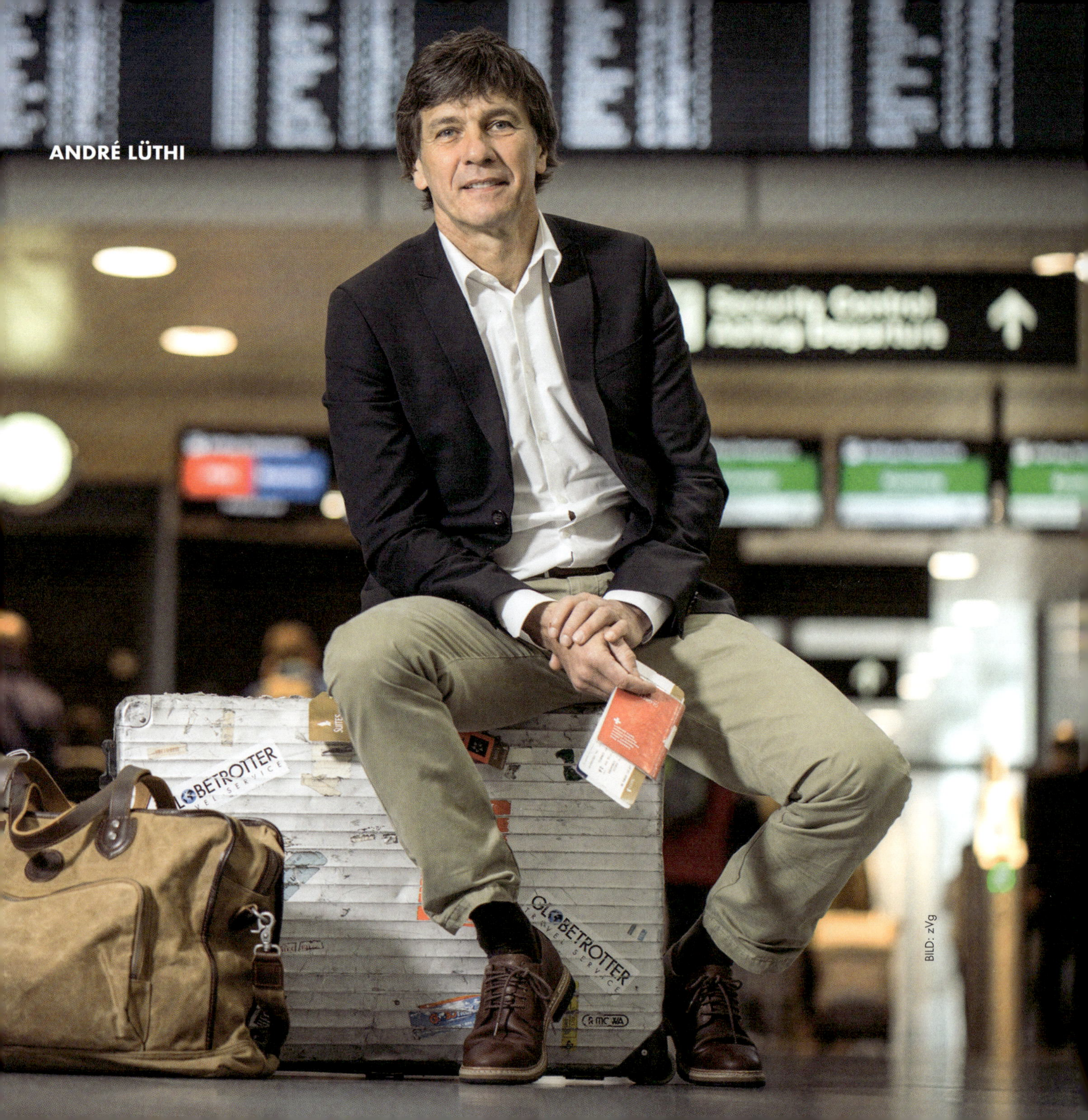


ANDRÉ LÜTHI

BILD: zVg

**André Lüthi ist Verwaltungsratspräsident und CEO der Holding Globetrotter Group (14 Firmen, 430 Mitarbeitende). Der Berner ist das bekannteste Gesicht der Schweizer Reisebranche. Seine Vision «Reisen statt Ferien» hat aus dem Abenteurer einen erfolgreichen Geschäftsmann gemacht. Bis heute zeigt Lüthi seinen Kunden am liebsten persönlich die schönsten Plätze der Welt. Unter anderem hat er über 45 Reisen ins Himalayagebiet unternommen.**

**Andreas Lanz: Du hast Bäcker-Konditor gelernt und bist heute einer der wichtigsten Player in der Schweizer Reisebranche. Wie kam es dazu?**
Andre Lüthi: Als 14-Jähriger war ich ein ganz vergifteter Ringer und wollte unbedingt an den Olympischen Spielen teilnehmen. Deshalb habe ich eine Bäckerlehre begonnen: Ich konnte um 2.30 Uhr aufstehen, bis 11 Uhr arbeiten, zwei Stunden schlafen und danach hatte ich viel Zeit zum Trainieren. Leider war ich sportlich nicht gut genug, um meine Ziele zu erreichen. Mit 20 Jahren stand ich also da, hatte sportlich versagt und einen Beruf gelernt, der nicht zu mir passte. Ich liess den Alltag hinter mir und kaufte ein One-Way-Ticket nach Peking. Die Grenzen zu China waren erst kurz zuvor aufgegangen, es sah dort aus wie im heutigen Nordkorea. Schliesslich landete ich im Himalaya und spürte: Das Reisen wird mein Beruf, mein Leben. Ich wollte anderen Leuten die Welt zeigen. Auf dieser Reise begegnete ich dann zufällig dem damaligen Chef von Baumeler Reisen, und der bot mir an, für ihn zu arbeiten. Das war Glück – vielleicht aber auch Bestimmung.

**Vom Reiseleiter zum «Mister Globetrotter» – wie beschwerlich war dieser Weg?**
Er war vor allem spannend! In den ersten Monaten leitete ich für Baumeler Reisen viele Veloferien, fuhr zehnmal hintereinander mit 65-Jährigen zu den Loire-Schlössern. Irgendwann sagte ich mir: «Jetzt solltest du dir mal etwas Wissen über diese Branche aneignen.» Also eignete ich mir die Büroarbeiten an und wurde Sachbearbeiter für Abenteuerferien. Dann kam der Wechsel zu Globetrotter. Ich wollte dort den Individualtourismus verändern, weg von der «Hanf-Birkenstock-Studenten-Welt», die nur One-Way-Tickets nach Indien kauft und dort wegen Marihuanabesitzes im Gefängnis landet. Die Welt auf eigene Faust

entdecken sollte auch für Familien und Senioren, für ein breites Kundensegment attraktiv werden. Aber für so eine Umstrukturierung fehlte mir der unternehmerische Background. Deshalb liess ich mich zum Tourismusexperten ausbilden. Ich war der einzige in der Klasse ohne Matura, schrieb am Ende aber die beste Prüfung. Weil so viel Leidenschaft dahintersteckte und ich das einfach unbedingt wollte.

**Heute bist du für 14 Firmen und über 400 Mitarbeitende verantwortlich. Hat dich diese Verantwortung noch nie in Richtung Burn-out getrieben?**
Mir ist das nie passiert. Ich glaube fest daran, dass der Mensch keine Work-Life-Balance braucht, sondern nur eine Life-Balance. Beruf und Freizeit müssen ineinandergreifen. Reisen ist nicht nur mein Beruf, sondern mein Leben. Egal, ob ich ungelernter Reiseleiter oder CEO einer Holding bin. Heute wird ein Chef so oft über seinen Status, die wichtige Visitenkarte oder seinen hohen Lohn definiert. Aber ein Chef muss doch in erster Linie Lust haben, ein Unternehmen und Menschen zu führen! In meinen Vorträgen sehe ich oft Kaderleute, die lustlos im Publikum sitzen, ohne auch nur das kleinste Feuer in sich. Man soll seinen Mitarbeitern nicht 100 Franken Lohnerhöhung bieten, um sie bei Laune zu halten – man muss ihr Feuer zum Lodern bringen! In dir muss brennen, was du in anderen entzünden willst.

**Hat sich die Gesellschaft aus deiner Sicht in den letzten Jahren verändert?**
Ich stelle fest, dass es immer weniger Menschen gibt, die mutig sind und Verantwortung tragen wollen. Früher hatten wir beispielsweise sehr viele Kunden, die aus der Gesellschaft ausbrechen wollten. Die haben ihren Job und die Wohnung gekündigt oder ihr Studium beendet und wollten ein Jahr lang verreisen. Die Zahl derer ist in den letzten 15 Jahren massiv gesunken. Die Menschen sind sehr sicherheitsdenkend geworden. Wenn ich mit einer Gruppe Männer zwischen 40 und 50 mit dem Töff im indischen Verkehrschaos unterwegs bin, dann kann man regelrecht spüren, wie sie aufblühen und wieder ganz nah am Puls des Lebens sind. Weil sie sich auf eine Situation einlassen, die sie nicht planen können, und wieder sich selbst sind. Aber kaum sind sie wieder zu Hause, fahren sie ihr Kind die 500 Meter mit dem Auto zur Schule. Es würde mich nicht wundern, wenn wir in 20 Jahren beim Autofahren einen Helm tragen und Spielplätze wie Hochsicherheitstrakte aussehen.

**Wie wichtig sind Selbstdisziplin und Eigenverantwortung in deinem Leben?**
Als Sportler nimmt man diese Eigenschaften natürlich mit auf seinen Lebensweg. Heute übe ich Selbstdisziplin an einem ganz anderen Ort: während meinen Reisen nämlich. Ich muss mich zwingen, während diesen fünf Ferienwochen im Jahr keine E-Mails zu checken, nicht im Büro anzurufen oder nachzufragen. Schweigen und abschalten – so übe ich Disziplin auf meine Art. Das gelingt mir aber nur, weil ich es als meine wichtigste Aufgabe erachte, die richtigen Leute zu finden, die meine Unternehmen führen. Ich lebe eine Vertrauenskultur – Führen heisst Vertrauen. Ich habe zum Beispiel keine grosse Ahnung von IT, lege für meinen IT-Chef aber die Hand ins Feuer. Die wichtigste Voraussetzung ist, dass beide immer dasselbe Ziel haben. Leider ist das in vielen Unternehmen nicht der Fall.

**Was, denkst du, sind die drei ausschlaggebendsten Gründe für deinen Erfolg?**
Am wichtigsten sind für mich Authentizität und Mut, um auf Bauch und Herz zu hören. Nur so kann man spüren, wofür man wirklich brennt. An zweiter Stelle steht für mich das Glück. Ich hatte das Glück, die richtigen Leute zur richtigen Zeit zu treffen. Oder habe gespürt, welche Entscheidung die richtige ist. So etwas kann man nicht lenken oder erklären, es passiert einfach. Und der dritte Grund ist das Vertrauen in andere Menschen. Wenn man diese Fähigkeit hat, dann kann es nur gut kommen.

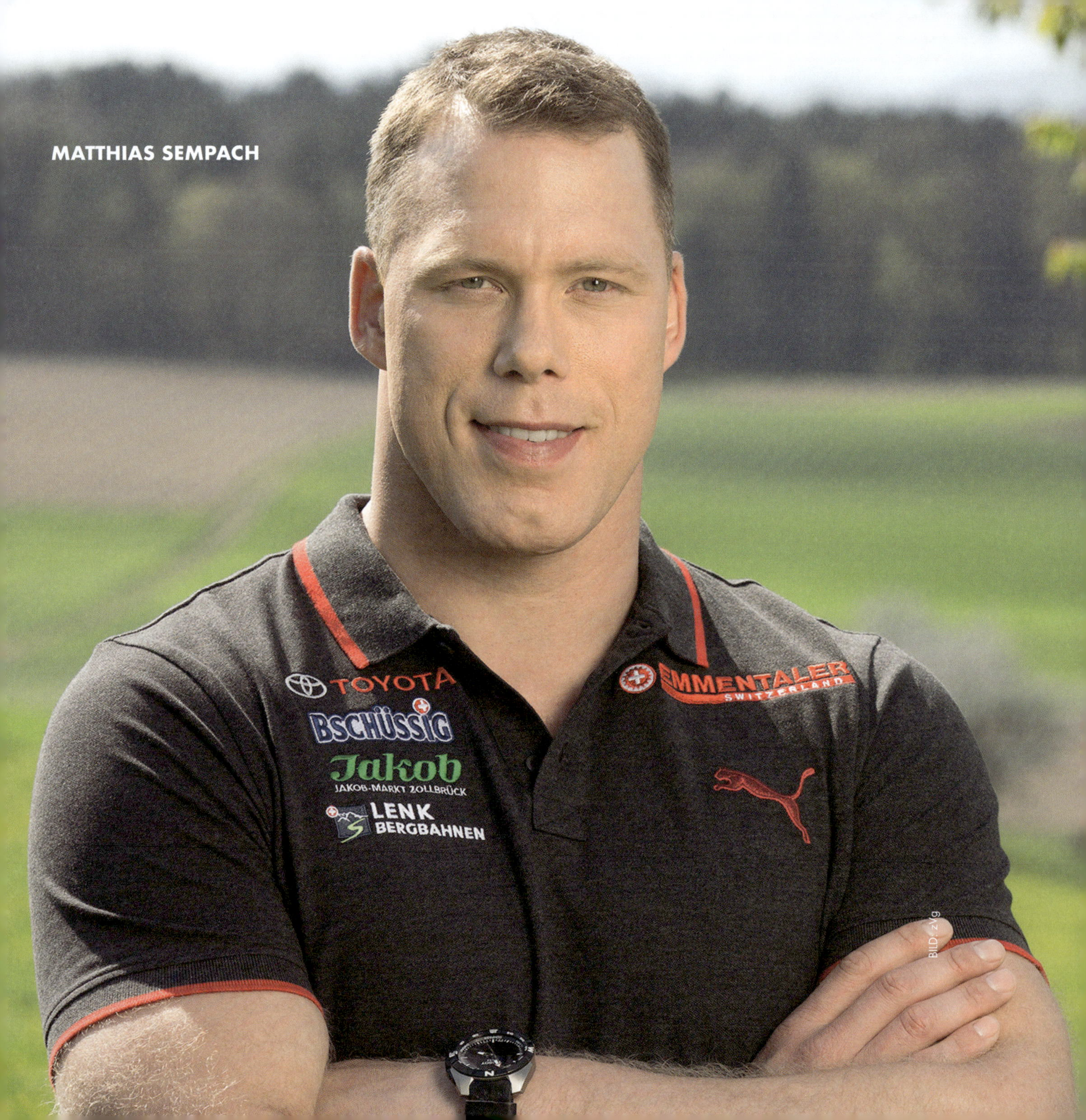


**MATTHIAS SEMPACH**

BILD: zVg

**Matthias Sempach gehört zu den besten Schwingern der Schweiz. Der gelernte Landwirt und Metzger wurde 2013 in Burgdorf mit einer Glanzleistung von acht Siegen zum Schwingerkönig gekrönt. Im Schlussgang bodigte er den Hühnen Christian Stucki. Ein Jahr später bestätigte Sempach seine grosse Klasse und gewann auch das Kilchberger Schwinget. Diese zwei wichtigsten Festsiege in Folge gewann vor ihm nur Schwinglegende Ernst Schläpfer. Matthias Sempach wurde 2012, 2013 und 2014 zum «Schwinger des Jahres» gekürt.**

**Andreas Lanz: Gab es in deiner Vergangenheit einen Moment, der Auslöser für deine spätere Karriere war?**
Matthias Sempach: Ich glaube, den gab es tatsächlich. Ich war sechs Jahre alt, als wir unseren Pachtbetrieb verlassen mussten und nach Alchenstorf zogen. Ich musste meine geliebten Kühe zurücklassen, sie waren meine grösste Leidenschaft. Am neuen Ort hat mir etwas gefehlt, deshalb habe ich irgendwann mit dem Schwingen angefangen. Ich habe schnell gemerkt, dass der Sport gut zu mir passt. Schon bald erzielte ich richtig gute Resultate. Ich wollte mir und meinem Umfeld zeigen, dass noch mehr drin liegt. Mit etwa acht Jahren träumte ich zum ersten Mal davon, Schwingerkönig zu werden.

**Warum hast du dich fürs Schwingen entschieden und nicht Fussball gespielt oder einen anderen Sport ausgeübt?**
Schwingen ist ein ehrlicher Kampf, Mann gegen Mann. Der Sport ist traditionell und sehr schweizerisch. Das gefällt mir. Auch die Kameradschaft unter den Schwingern ist gross. Man muss ein bisschen fürs Schwingen geboren sein, und das ist bei mir definitiv der Fall.

**Wer war dein grösster Förderer?**
Auf jeden Fall meine Eltern. Sie haben mich in jedes Training gefahren, waren sonntags immer auf dem Schwingplatz. Mein Vater hat einen gewissen Erwar-

tungsdruck aufgebaut, aber auf eine sehr positive und gesunde Art. So hat er mich immer wieder motiviert. Später durfte ich mit sehr erfolgreichen Menschen zusammenarbeiten, die für mich zu wichtigen Mentoren wurden. Dazu gehören Spitzensporttrainer wie Robin Städler, Jean-Pierre Egger, Werner Günthör und Leo Held, aber auch Valerie Adams, die zweifache Olympiasiegerin im Kugelstossen und mein Mentaltrainer Heinz Müller. Sie alle haben meine sportliche Weiterentwicklung positiv beeinflusst. Durch gemeinsame Trainings, viele Inputs und Beobachtungen konnte ich entscheidende Prozente zulegen und noch professioneller werden.

**Wie wichtig sind Selbstdisziplin und Selbstverantwortung in deinem Sportlerleben?**

Davon habe ich immer viel gebraucht, weil ich für meine Erfolge hart arbeiten musste. Bis ich 14 Jahre alt war, habe ich alles gewonnen. Dann aber dominierten andere, sie waren körperlich früher reif als ich. In dieser Zeit lernte ich, dass Erfolge nicht selbstverständlich sind und dass man hart an sich arbeiten muss. Als etwa 18-Jähriger konnte ich dann auch körperlich wieder zu den Gleichaltrigen aufschliessen. Von da an habe ich mich körperlich und technisch kontinuierlich verbessert, was für meine sportliche Entwicklung positiv war. Zudem habe ich bereits mit 18 Jahren mit dem Mentaltraining begonnen. Das Allerwichtigste war aber sicher die Leidenschaft zum Schwingsport. Sie trieb mich immer wieder an, um eines Tages der Beste zu sein und auf dem Königsthron zu sitzen.

**Du bist verheiratet, hast zwei kleine Kinder, einen Job und eine Karriere im Spitzensport. Dass klingt nach einer enormen Belastung. Wie beugst du vor, dass du nicht irgendwann ausbrennst?**

Das braucht sehr viel gute Planung und ein perfektes Umfeld. Ich arbeite 40% und trainiere 14–18 Stunden pro Woche. Daneben will ich noch genug Zeit für meine Familie haben. Sie ist meine Kraftquelle, der Ort, um Energie zu tanken. Aber natürlich ist es manchmal auch eine Belastung, weil man allen gerecht werden möchte und es nicht kann. Unser Familienleben richtet sich oft nach dem Schwingsport. Zum Glück hält mir meine Partnerin den Rücken frei und unterstützt mich voll und ganz. Gemeinsam haben wir bis jetzt alles geschafft – und das wird hoffentlich auch in Zukunft so bleiben.

**Was, denkst du, sind die drei ausschlaggebendsten Gründe für deinen Erfolg?**
An erster Stelle steht die Leidenschaft. Wenn man für seinen Sport nicht brennt, schafft man es nicht bis ganz nach oben. Dann muss man als Einzelsportler auch Manager und Unternehmer sein. Nur wer sich gut organisieren kann, hat den Kopf frei für den Sport. Und der dritte Grund ist auf jeden Fall mein Umfeld – ich habe eine Familie und Freunde, die mich begleiten und unterstützen. Das macht mich stark.

KAPITEL 10

# Bequemlichkeit: Lassen Sie sich nicht verführen!

Wir haben im letzten Kapitel intensiv über die Selbstdisziplin gesprochen. Über die Fähigkeit, zu tun, was man tun sollte. Und zwar dann, wenn man es tun sollte – egal, ob man die anstehende Aufgabe mag oder nicht. Es gibt 1000 Wege und Ratschläge, die uns Erfolg versprechen. Aber nicht einer davon funktioniert ohne Selbstdisziplin. Sie ist die magische Eigenschaft, die jede Tür öffnet und alles möglich macht. Mit viel Selbstdisziplin kann ein Mensch seine Begabungen und seine Intelligenz zu 100 % ausnützen. Wer sich nicht dazu aufraffen kann, wird mit Misserfolgen, Entmutigung, geringer Leistungsfähigkeit und Unzufriedenheit leben müssen. Mangelnde Selbstdisziplin bringt uns dazu, Ausreden zu erfinden und uns völlig unter unserem Wert zu verkaufen.

Wer sich für den Weg des geringsten Widerstands entscheidet, wird in nahezu jeder Situation die einfachste Möglichkeit wählen und bei allem nach Abkürzungen suchen. Diese Menschen kommen in letzter Minute zur Arbeit und gehen bei der erstbesten Gelegenheit nach Hause. Sie halten Ausschau nach Methoden, die raschen Reichtum und schnelles Geld versprechen. Mit der Zeit suchen sie nach immer noch einfacheren, schnelleren Wegen, um das zu bekommen, was sie wollen. Ihnen käme es nicht mehr in den Sinn, etwas Schwierigeres auszuprobieren, um wahren Erfolg feiern zu können.[75]

«Die beiden grössten Feinde von Erfolg, Glück und Selbstverwirklichung sind der Weg des geringsten Widerstands und der Zweckmässigkeitsfaktor.»[74]

Der Zweckmässigkeitsfaktor ist eine Steigerung des geringsten Widerstands. Er verleitet die Menschen zu Misserfolgen und schwachen Leistungen. Etwas, das ich in der Fitnessindustrie in den letzten Jahren immer häufiger beobachtet habe. Viele Kunden – und leider auch Trainer – suchen oft den schnellsten und einfachsten Weg, um Dinge zu bekommen oder Ziele zu erreichen. Alles muss sofort passieren, ohne dass man sich Gedanken über die längerfristigen Konsequenzen macht. Mit anderen Worten: Die meisten Menschen tun das, was zweckmässig ist, Spass macht und einfach ist. Aber leider nicht das, was für den Erfolg notwendig wäre. X-mal am Tag tragen sie einen Kampf mit sich selbst aus. Sie fragen sich: «Soll ich tun, was richtig, schwer und notwendig ist? Oder lieber das, was Spass macht, einfach ist und geringen oder gar keinen Wert hat?» Die Zweckmässigkeit sitzt in Form eines Teufelchens auf ihrer Schulter und wird diesen Kampf sehr oft für sich entscheiden. Wenn Sie wirklich das Verlangen haben, all das zu werden, wozu Sie fähig wären, sollten Sie jede Minute Ihres Lebens mit hochgekrempelten Ärmeln gegen den Zweckmässigkeitsfaktor antreten. Und den Verlockungen widerstehen, die Ihnen der Weg des geringsten Widerstands vorschlägt. Gewinnen Sie die Kontrolle über sich selbst.[76]

Bequemlichkeit: Lassen Sie sich nicht verführen!

Ein wichtiger Teil der Selbstdisziplin ist die Selbstbeherrschung. Erfolg ist nur möglich, wenn Sie Ihre eigenen Emotionen, Neigungen oder Begierden beherrschen können. Menschen ohne Selbstbeherrschung sind schwach, zügellos und unzuverlässig. Sie sollten in der Lage sein, sich selbst und ihre Handlungen zu kontrollieren. Eine überlegene Persönlichkeit weiss genau, was sie sagt oder tut und stellt sicher, dass ihre Verhaltensweisen mit ihren langfristigen Zielen und Vorgaben in Einklang stehen. Selbstbeherrschung bedeutet auch, sich selbst ab und zu einen Wunsch abzuschlagen. Denn solche Versuchungen bringen viele Menschen immer wieder von ihrem Weg ab. Lernen Sie, zu widerstehen und sich selbst zu disziplinieren. Tun Sie das, was langfristig richtig und im Moment angemessen ist, damit Sie ein Projekt oder ein Vorhaben erfolgreich in die Tat umsetzen können. Die Zeit, um sich auszuruhen und sich inspirieren zu lassen, kommt früh genug zurück.[77]

Ich habe kürzlich den Shaolin-Mönch Shi Yan Bao kennengelernt und mit ihm über Achtsamkeit, Bewusstsein und Balance diskutiert. Dieser Mönch ist einer der besten Kung-Fu-Kämpfer der Welt und hat den uralten Kampfsport jahrelang im Kloster gelehrt. Die chinesischen Shaolin-Mönche sind weltweit bekannt und überstehen seit mehr als 2000 Jahren die Wirren am Schnittpunkt der heiligen Berge. Sie haben ihre Übungen und Meditationsmethoden so weit perfektioniert, dass sie zur absoluten Körperbeherrschung geführt haben. Manchmal scheint es, als ob sie das Gesetz von Materie und Schwerkraft ausser Kraft setzen. Selbstdisziplin, körperliche Enthaltsamkeit und geistige Meditation sind die Grundlagen des Zen-Buddhismus, nach dem die Shaolin-Mönche leben. Kung-Fu wurde vor über 2000 Jahren erstmals praktiziert – im Shaolin-Kloster in der chinesischen Provinz Henan. Es heisst, dass der Mönch Bodhidharma in dieses Kloster gekommen war, um den Zen-Buddhismus zu lehren. Er entwickelte spezielle Atem- und Körperübungen, die die Meditation und die gezielte Visualisierung der Shaolin-Mönche fördern sollten.

Die Mönche zerstören mit der blossen Hand grosse Flusskieselsteine, zertrümmern Eisenstangen auf ihrer Schädeldecke oder verbiegen einen Speer, indem sie die Spitze an ihren Hals drücken. Manchmal treten sie wie Zauberer auf und bringen nur durch mentale Kraft eine mit Wasser gefüllte Flasche zum Zerspringen. Diese schier übermenschlichen Kräfte der Shaolin sind wissenschaftlich erklärbar. Mittels IPN-Messungen haben Forscher herausgefunden, dass es möglich ist, dem Körper gedanklich Befehle zu erteilen, die er umsetzen muss. Durch diese Technik können die Mönche ihre Schmerzen abschalten und phasenweise sogar unverletzlich werden. Nach einer Krankheit oder Verletzung regenerieren sie extrem schnell wieder. Die Voraussetzung für solche Fähigkeiten ist neben hartem Training auch eine bedingungslose Selbstdisziplin.

Bei meinem Treffen mit dem Shaolin-Mönch habe ich erlebt, wie er sich positive Gewohnheiten antrainiert hat. Es war ein heisser Tag, und eine Freundin von mir hatte ihm ein Eis gekauft. Aber Shi Yan Bao gab ihr das Eis postwendend zurück und sagte freundlich, er werde nichts essen, was seinem Körper beim Verdauen zusätzliche Energie abverlange. Das sei nur eine Verschwendung der eigenen Ressourcen. Ich habe mich dann geopfert und das Eis gegessen mit der Begründung, dass ich keine Riesensteine zertrümmern muss. Ich fand die Einstellung des Mönches etwas übertrieben, aber dennoch bewunderte ich ihn für diese Selbstdisziplin und fragte mich, ob ich mich nicht auch besser um meine Energien kümmern sollte.

«Zu mentaler Stärke gehört, dass man sich auch einmal aufopfert und auf etwas verzichtet.»[78] Vince Lombardi

Mentale Stärke lässt sich nicht so einfach erklären. Sie ist vielschichtig und komplex. Dazu gehört, dass man sich freiwillig aufopfert und sich manchmal etwas versagt. Ein disziplinierter Wille ist genauso wichtig wie das Ziel, niemals aufzugeben.

Selbstdisziplin erfordert Bedürfnisaufschub. Man muss bereit sein, die Befriedigung eines Bedürfnisses kurzfristig zu verschieben, um längerfristig grössere Belohnungen zu erhalten. Erfolgreiche Menschen haben in den meisten Fällen langfristige Perspektiven.

Bequemlichkeit: Lassen Sie sich nicht verführen!

Machen Sie sich ein möglichst konkretes Bild Ihrer Zukunft. Legen Sie fest, was für ein Mensch Sie werden wollen und welche Ziele Sie erreichen möchten. Kehren Sie dann in die Gegenwart zurück und legen Sie alles fest, was Sie tun oder nicht tun müssen, damit sich die Zukunft so entwickelt, wie Sie sich das wünschen. Tun Sie das mit Fokus auf Ihre Arbeit und auf Ihre berufliche Entwicklung, machen Sie sich aber auch ein Bild von künftigen Beziehungen oder Ihrer Ehe, von Ihren Finanzen, der persönlichen Fitness und Ihrem künftigen Verhalten.

Erfolgreiche Menschen sorgen dafür, dass sich alles, was sie kurzfristig tun, mit ihren langfristigen Zielen vereinbaren lässt. Sie üben sich permanent in Selbstdisziplin und wissen, wie wichtig es auf Dauer ist, kleinere und grössere Opfer zu erbringen. Herausragende Menschen können ihre Bedürfnisse zurückstecken. Erinnern Sie sich an die Opferbereitschaft meiner Interviewpartner im vorherigen Kapitel? Sie haben viele Stunden oder gar Jahre damit verbracht, sich vorzubereiten. Zu lesen, zu trainieren, zu üben, zu leiden und ihre Fähigkeiten so aufs höchstmögliche Niveau zu bringen. Sie haben das getan, um ihren Wert zu steigern und um in Zukunft ein besseres Leben führen zu können. Sie alle haben die Fähigkeit, zu denken, zu planen und kurzfristig hart für ihre Ziele zu arbeiten. Sie bringen die Disziplin auf, das zu tun, was richtig und notwendig ist.

Das langfristige Denken ist eine Fähigkeit, die wir in den letzten Jahrhunderten entwickelt haben. Je mehr wir es üben, desto besser werden wir darin. Das geht so weit, dass wir immer genauer vorhersagen können, welche Konsequenzen unsere heutigen Handlungen in der Zukunft haben werden. Genau das macht einen hervorragenden Denker aus.[79]

Wenn Sie es einfach nicht schaffen, die nötige Selbstdisziplin aufzubringen, dann ist wahrscheinlich eines der folgenden zwei Gesetze daran schuld. Das erste bezeichnet man als «Gesetz der unbeabsichtigten Folgen». Es besagt, dass unbeabsichtigte Folgen einer Handlung weitaus schlimmer sein können als die beabsichtigten Folgen einer kurzfristigen Denkweise. Das zweite nennt sich «Gesetz der falschen Folgen». Es besagt, dass eine kurzfristige Handlung, die schnell Bedürfnisse befriedigen will, widersprüchliche Folgen haben kann, die uns dem angepeilten Ziel in keiner Weise näher bringen. Ein konkretes Beispiel: Sie investieren Zeit, Geld oder Emotionen, weil Sie Ihre finanzielle Situation verbessern und glücklicher werden wollen. Aber weil Sie gehandelt haben, ohne langfristig zu denken, sind die Konsequenzen Ihres Verhaltens schlimmer als die ursprüngliche Situation.[80] Auch ich habe diese Erfahrungen früher gemacht. Beispielsweise als ich mich für einen Online-Französischkurs eingeschrieben hatte und zwölf Monatsraten bezahlen musste, obwohl ich wusste, dass ich die Disziplin zum Lernen nicht aufbringen würde. Ich hatte also mein Geld schlecht investiert und meine Sprachkenntnisse null verbessert. Ein andermal liess ich mich überreden, bei einem Multilevel-Marketing-Vertriebssystem mitzumachen. Man hatte mir versprochen, dass ich ganz einfach und fast ohne Aufwand sehr viel Geld verdienen könne. Hats funktioniert? Natürlich nicht.

Wahrscheinlich muss man zwischendurch am eigenen Leib erfahren, was nicht zu einem passt. Erst dann kann man herauszufinden, welche Aufgaben die richtigen für einen sind. Als ich meine Leidenschaft entdeckt und sie zu meiner Lebensaufgabe gemacht hatte, wurde die Sache mit der Selbstdisziplin plötzlich sehr viel einfacher. Ich hatte erkannt, dass ich nur erfolgreich sein konnte, wenn ich auch die unangenehmen Dinge erledigte. In meinem Fall sind das die leidige Buchhaltung, unangenehme Personalgespräche und ein paar andere Aufgaben, die ich als Unternehmer erledigen muss. Ich habe mich immer wieder von Neuem dazu gezwungen, meine Komfortzone zu verlassen, um ans Ziel zu gelangen. Ohne grosse Umwege, ohne auf bessere Gelegenheiten zu warten und mit sehr viel Selbstdisziplin.

«Eine gute Gewohnheit ist die einfachste Art, Selbstdisziplin als normal anzuschauen.» Daniela Ryf

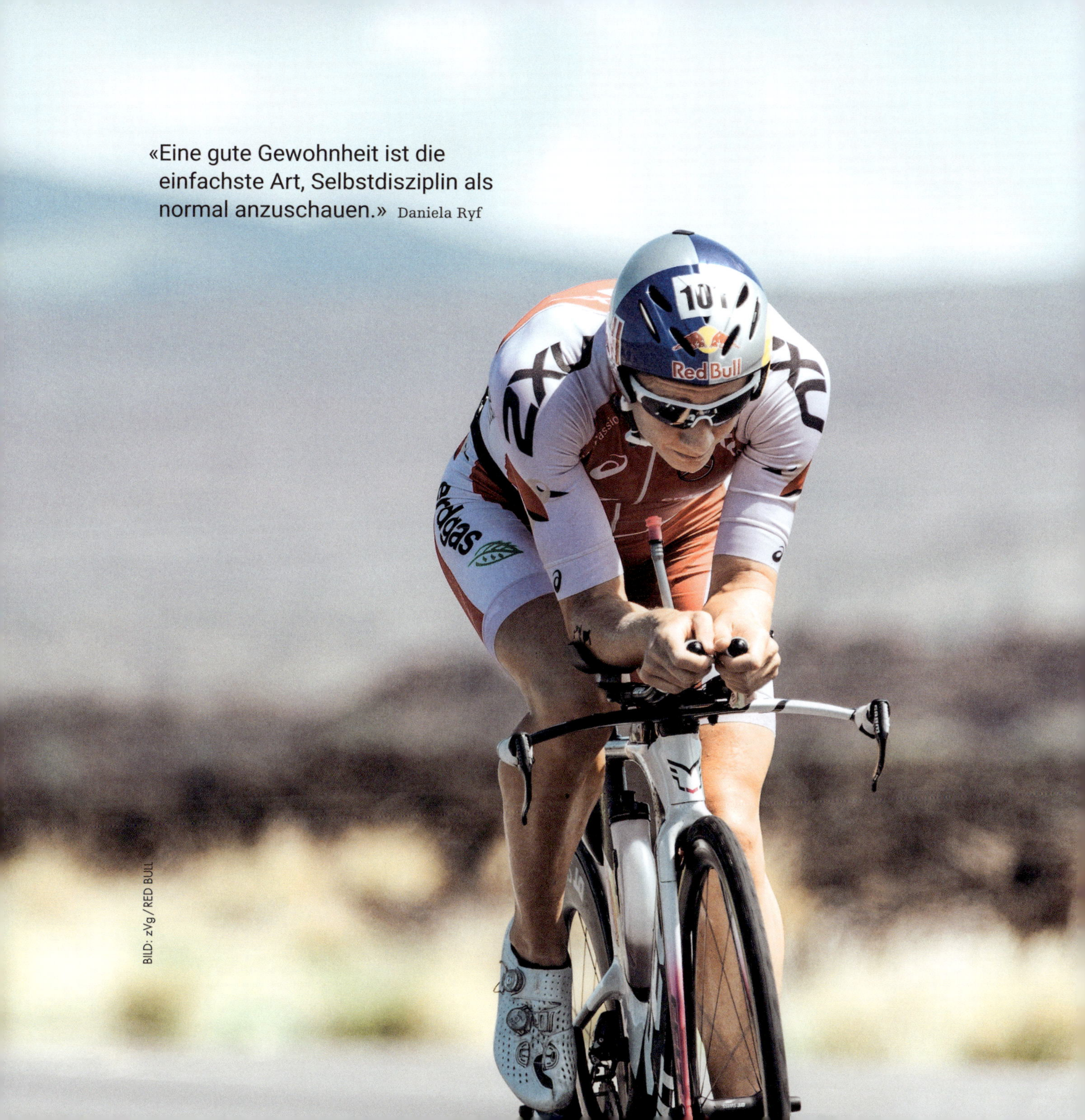


BILD: zVg/RED BULL

KAPITEL 11

# Von schlechten und von guten Gewohnheiten

Erfolgreiche Menschen gewöhnen sich Vorgehensweisen an, die erfolglose Menschen nicht kennen – oder nicht kennen wollen. Sie wissen beispielsweise, dass auch unangenehme Dinge fristgerecht erledigt werden müssen. Das ist der Preis, den sie bezahlen, um auch künftig erfolgreich zu sein und die Belohnungen ihrer Bemühungen geniessen zu können.[81]

Aus den Interviews in Kapitel 9 geht hervor, dass sich erfolgreiche Menschen stark mit erfreulichen Ergebnissen beschäftigen und sich Gedanken darüber machen, welche positiven Konsequenzen ihr Verhalten langfristig haben wird. Versager hingegen begnügen sich mit erfreulichen Methoden. Sie kümmern sich viel stärker um den persönlichen Genuss und um die unmittelbare Bedürfnisbefriedigung. Seit ich das Seminar eines Motivationsredners besucht habe, begleitet mich folgendes Zitat: «Menschen an der Spitze sind diejenigen, die sich stärker mit Aktivitäten beschäftigen, durch die man ein Ziel erreicht. Sie wagen es, ihre Komfortzone zu verlassen. Durchschnittliche Menschen lassen sich eher auf Aktivitäten ein, die Spannungen abbauen. Dies, um ihr Wohlergehen in der Komfortzone nicht zu gefährden.»[82]

Kennen Sie diese T-Shirts mit weisen Sprüchen auf Brust oder Rücken? Neulich ist mir eines mit folgendem Satz aufgefallen: «Das Leben ist kurz, essen Sie zuerst das Dessert!» Das klingt zwar nett, ist aber irreführend. Was wäre, wenn Sie nach der Arbeit nach Hause kämen und statt einer gesunden Mahlzeit eine Familienpackung Cremeschnitten oder eine Tüte Chips essen würden? Hätten Sie nach diesem Zuckerflash noch Hunger auf ein gesundes und ausgewogenes «Znacht»? Und wären Sie noch bereit, etwas Produktives zu tun? Wahrscheinlich würde der Abend auf dem Sofa vor dem Fernseher enden. So, wie wenn Sie sich nach der Arbeit ein, zwei Bier oder ein paar Drinks gegönnt hätten. Viel Gescheites werden Sie nach diesem Apéro nicht mehr auf die Reihe kriegen.[84]

> «Bei einer Mahlzeit gibt es eine logische Reihenfolge der Gerichte: Das Dessert kommt zum Schluss. Eine der einfachen Möglichkeiten, Selbstdisziplin anzuwenden, besteht darin, dass man zuerst den Hauptgang zu sich nimmt und dann das Dessert.»[83]

Ich will Ihnen die Freude an einem gelegentlichen Feierabendbier nicht verderben. Fatal wird es erst dann, wenn sich solche Momente wiederholen, bis sie zur Gewohnheit werden. Dann wird dieses Verhalten extrem schwer zu durchbrechen sein. Wer mein erstes Buch gelesen hat, erinnert sich vielleicht noch an das Kapitel über meinen übermässigen Schokoladekonsum während des Schreibens. Man gewöhnt sich sehr schnell an, den einfachen Weg zu nehmen und in erster Linie das zu tun, was Spass macht. Oder eben: zuerst das Dessert zu essen und dann erst den Hauptgang.

Glücklicherweise können wir uns nicht nur schlechte, sondern auch gute Gewohnheiten antrainieren. Sie haben es selbst in der Hand, die Person zu werden, die Sie gerne sein möchten. Auch Selbstdisziplin kann zur Gewohnheit werden, wenn wir genug Übung darin haben. Trainieren Sie Selbstdisziplin mit so viel Durchhaltewillen wie Ihre liebste Sportart. Ich garantiere Ihnen, Sie werden bald nicht mehr nach Ausreden suchen. Schlechte Gewohnheiten, die einem das Leben schwer machen, schleichen sich schnell und einfach in den Alltag. Gute Gewohnheiten entwickeln sich langsamer.[85]

«Zwar ist es leicht, doch ist das Leichte schwer.» Johann Wolfgang von Goethe

Es ist nicht einfach, sich Selbstdisziplin, Selbstbeherrschung und Selbstkontrolle zur Gewohnheit zu machen. Aber wenn Sie das erst einmal geschafft haben, werden diese Angewohnheiten zu etwas Selbstverständlichem, das sie leicht einhalten können. Sie werden sich vielleicht sogar unwohl fühlen, wenn Sie eine längere Zeit undiszipliniert durchs Leben gehen. Immer, wenn Sie Selbstdisziplin üben, stärken Sie auch jede andere Form von Disziplin. Umgekehrt wirkt sich ein Mangel an Selbstdisziplin auch auf andere Lebensbereiche aus.[86]

So wird Selbstdisziplin zur Gewohnheit: Legen Sie für sich fest, wie Sie sich künftig in bestimmten Momenten verhalten wollen. Denken Sie an jene Momente, in denen Sie meist schwach werden: wenn Sie kulinarischen oder bequemen Versuchungen widerstehen möchten und es nicht schaffen. Wenn Sie ein Projekt schneller und effizienter zu Ende bringen wollen und trotzdem alles auf morgen verschieben.

Von diesem Moment an lassen Sie keine Ausnahmen mehr zu, bis dieses Verhalten als Gewohnheit fest in Ihrem Geist verankert ist. Jedes Mal, wenn Sie nachlässig werden – und das wird geschehen – konzentrieren Sie sich wieder auf Ihre Selbstdisziplin. Irgendwann wird es Ihnen leichter fallen, diszipliniert zu sein, als undiszipliniert durchs Leben zu gehen.[87]

Vielleicht fragen Sie sich jetzt erneut: «Wozu diese Mühen?» Ganz einfach – es wird sich mehrfach auszahlen, wenn Sie ein hohes Mass an Selbstdisziplin entwickeln. Denn zwischen Selbstdisziplin und Ihrem Selbstwertgefühl besteht ein direkter Zusammenhang. Je mehr Sie sich in Selbstbeherrschung und Selbstkontrolle üben, desto mehr werden Sie sich selbst mögen und schätzen. Je disziplinierter Sie mit sich selbst sind, desto mehr wachsen Ihre Selbstachtung und Ihr Stolz. Sie denken positiver über sich selbst, fühlen sich glücklicher und mächtiger. Die Selbstdisziplin nachhaltig zur Gewohnheit zu machen, ist eine Herausforderung, die Sie bis ans Lebensende begleiten wird. Denn die Versuchung, dem Weg des geringsten Widerstands zu folgen und sich nach dem Zweckmässigkeitsfaktor zu richten, lauert ständig in Ihrem Hinterkopf. Sie ist jederzeit bereit, zuzuschlagen und Sie in die Irre zu führen. Dorthin, wo die Dinge Spass machen, wo die Herausforderungen einfach und unwichtig sind. Geben Sie nicht nach und bleiben Sie dort, wo es ab und zu schwierig ist, wo Ihnen nicht alles kampflos geschenkt wird. Für das Erreichen Ihrer Ziele und für Ihr Leben ganz allgemein ist dieser Ort um einiges wertvoller. Selbstdisziplin ist der Schlüssel zu einem guten Selbstwertgefühl, mehr Selbstachtung und persönlichem Stolz. Mit dieser Konstellation werden Sie am Ende alle Hindernisse überwinden und ein erfolgreiches Leben führen. Das ist meine Antwort auf die Frage, weshalb einige Menschen erfolgreicher und glücklicher sind als andere: Sie haben die Fähigkeit, sich Selbstdisziplin anzutrainieren.[88]

Wenn Sie diesen Weg konsequent verfolgen, werden Sie Ihre persönliche Entwicklung kontrollieren und in jedem Lebensbereich, der für Sie wichtig ist, zu einem stärkeren, glücklicheren und selbstbewussteren Menschen werden. Sie werden lernen, all die Gewohnheiten, die Sie immer wieder zurückwerfen, zu überwinden und jedes Ziel, das Sie sich setzen, zu erreichen. Sie werden erleben, wie Sie die vollständige Kontrolle über Ihren Geist, Ihre Emotionen und Ihre Zukunft haben. Wenn Sie die Kraft der Selbstdisziplin beherrschen, sind Sie nicht mehr zu stoppen. Sie werden nicht mehr nach Ausreden suchen, wenn Sie keine Fortschritte machen, sondern die Verantwortung dafür übernehmen. Also los, fangen Sie an, zu üben! Dann werden Sie in den nächsten Jahren mehr erreichen, als die meisten Menschen in ihrem gesamten Leben.[89]

KAPITEL 12

# Ernährung: Denn Sie wissen, was Sie tun!

Wenn es im Leben mal nicht ganz so rund läuft, suchen wir gern nach Ausreden. Wir machen zum Beispiel unsere körperlichen Voraussetzungen dafür verantwortlich, dass uns das Abnehmen schwerfällt. Bruce H. Lipton beschreibt in seinem Buch «Intelligente Zellen – Wie Erfahrungen unser Leben steuern», dass unsere Zellen von ihrer physischen und energetischen Umgebung geformt werden. Nicht unsere Gene sind schuld an diesem oder jenem – sie sind nur ein molekularer Entwurf, sozusagen das Grundgerüst der Zelle. Die ganze weitere Entwicklung unserer Zellen geschieht aufgrund von Erfahrungen, die wir machen. Wir haben also erheblich mehr Einfluss auf unser Wesen, unsere Verhaltensweisen und unsere Gesundheit, als wir vielleicht annehmen.

Jedes menschliche Wesen besteht aus etwa 70 Billionen Zellen. In unserem Körper tummelt sich also eine gigantische Zellhorde. Und jede davon kann sich dank Wahrnehmung, die sie macht, entwickeln. Das gilt auch fürs grosse Ganze, für unseren Körper. Er ist nicht von Geburt an vorprogrammiert und durchstrukturiert, sondern entwickelt sich durch all die Umweltreize da draussen ständig weiter. Wir sind also in der Lage, alles in unserem Leben zu beeinflussen. Wir müssen uns nur dafür entscheiden und unser Vorhaben in die Tat umsetzen. Nicht morgen, sondern heute. Machen Sie sich mit Selbstdisziplin und einer gesunden Selbstwahrnehmung ans Werk und begegnen Sie sich selbst mit dem nötigen Respekt.

So ist es beispielsweise möglich, unser Körpergewicht mit dem Hirn zu steuern. Ich spreche nicht von der Disziplin, die es braucht, um eine der vielen Modediäten in Angriff zu nehmen und sich selbst zu quälen. Alle, die schon einmal eine dieser Diäten ausprobiert haben, wissen, dass dieser Erfolg nur von kurzer Dauer ist. Die verlorenen Kilos sind meistens innerhalb weniger Wochen wieder auf der Waage. Und nicht selten ist man im Nachhinein schwerer und frustrierter als zuvor. Über Ernährung ist längst alles gesagt und geschrieben worden – ich habe keine neue, abstruse Theorie für Sie. Denn ich bin davon überzeugt, dass wir alle genau wissen, was zu tun wäre. Uns fehlt nicht das Wissen, uns fehlt die Disziplin, dieses Know-how permanent anzuwenden. Kommen Sie weg vom Gedanken, dass einzelne Lebensmittel gut sind und andere schlecht. Wir sind alles Individuen, jeder Verdauungstrakt hat sein eigenes Sammelsurium an Bakterien. Jeder Körper nimmt die einzelnen Lebensmittel anders auf, verdaut und resorbiert sie unterschiedlich. Stellen Sie sich eine Musikgruppe vor. Eine Blaskapelle interpretiert ein Lied ganz anders als es ein Streichorchester tut. Gewisse Songs sind wie gemacht für die Blaskapelle, aber eine riesige Herausforderung fürs Streichorchester – und umgekehrt.

Aber wie kann Abnehmen tatsächlich funktionieren? Dr. med. Marion Reddy und Dr. med. Iris Zachenhofer haben einen interessanten Ansatz entdeckt, den sie im Buch «Kopfsache schlank» beschreiben. Sie gehen davon aus, dass wir unser Gehirn umprogrammieren können. Aber dazu müssen wir zuerst klären, wie und weshalb unser Körpergewicht aus den Fugen geraten ist. Die Antwort haben Sie in diesem Buch auch schon gelesen. Sie lautet: «Ich bin ja so im Stress.» Stress ist ein ganz entscheidender Faktor beim Zunehmen – aber auch beim Abnehmen. Unter Stress bilden wir das Hormon Cortisol. Egal, ob Sie Stress haben im Job, wegen einer Beziehungskrise oder wegen Existenzängsten. Sie können auch aufgrund eines niedrigen Blutzuckerspiegels körperlichen Stress empfinden. In einer Stresssituation sendet unsere Grosshirnrinde laufend Signale an den Hypothalamus. Dort beginnt eine chemische Reaktion, die via Hirnanhangdrüse die Nebennierenrinde aktiviert und dort dieses Cortisol bildet.[90] Oder einfacher gesagt: Stellen Sie sich vor, dass Ihre Hirnzellen als Regierung über ihre Körperstadt wachen. Wenn die unmittelbare Bedrohung in Form von Stress auftaucht, mobilisiert die Regierung ihre Spezialeinheit namens Cortisol.

In Stresssituationen sorgt Cortisol für einen zünftigen Energieschub. Aber wie Sie ja bereits wissen, ist unsere Biosoftware immer noch für die Lebensumstände in der Steinzeit programmiert. Für die Mammutjagd war diese Energie überlebenswichtig. Aber in der heutigen Zeit hat dieses Hormon ein paar unangenehme Nebenwirkungen: Wenn der Cortisolspiegel längerfristig erhöht ist, kann es zu Muskelschwund und allgemeiner Schwäche kommen. Ausserdem verändert das Cortisol den Salzgehalt im Blut. Das sorgt für eine verstärkte Wasserbindung im Körper, was wiederum den Blutdruck und das Gewicht steigen lässt. Zudem setzt Cortisol Fettsäuren aus den Fettzellen frei. Das hört sich besser an, als es in Wirklichkeit ist. Denn, wenn der Körper diese viele Energie nicht verwertet, wandern die Fettsäuren wieder in die Fettzellen zurück. Dort werden sie erneut gespeichert und zwar vorwiegend in den Fettspeichern der Bauchregion und im Gesicht.

Dauerhafter Stress kann also zu optischen Veränderungen und gesundheitlichen Risiken führen, unter anderem zu Diabetes oder Herz-Kreislauf-Erkrankungen.

Damals, als die Menschen noch Mammuts auflauerten, waren diese Vorgänge im Körper ein perfekter Plan der Natur. Durch die intensive körperliche Betätigung haben die Steinzeitmenschen die vom Cortisol bereitgestellte Energie sinnvoll verwertet. Wenn sie diese kurzen Stressphasen überlebt hatten, folgte in der Regel eine längere Ruhephase. Die Steinzeitmenschen kannten keine finanzielle Belastung, keine Existenz- oder Verlustängste und kein Multitasking. Und vor allem: Sie kannten keine Bewegungsarmut, wie wir sie heute tagtäglich zelebrieren.[91]

«Sitzen ist das neue Rauchen. Wie viel Wahrheit steckt tatsächlich hinter dieser Behauptung, die klingt wie die Schlagzeile einer Boulevardzeitung?»[92]

Wie schon in Kapitel 2 erwähnt, stammt diese Aussage von Dr. James Levine, Leiter des Obesity-Solutions-Projekts an der Mayo Clinic der Arizona State University. Sein Fokus gilt dem Übergewicht. Um es noch einmal mit den warnenden Worten des Amerikaners in Erinnerung zu rufen: «Sitzen ist gefährlicher als Rauchen, tötet mehr Menschen als HIV und ist tückischer als Fallschirmspringen.» Seine simple Schlussfolgerung lautet: «Wir sitzen uns tot.» Das ist die schlechte Nachricht. Die gute aber lautet: Wir können etwas dagegen unternehmen.[93]

Unser Körper ist für regelmässige, intensive Bewegung geschaffen. Nur wenn wir schlafen, sollte er komplett ruhen. Auch unsere Körperfunktionen basieren auf dieser elementaren Ausgangslage, und das zentrale Nervensystem hat die Aufgabe, uns sicher durch unsere Umgebung zu manövrieren. Früher mussten wir auf die Jagd, um Nahrung zu finden, und wir haben uns Stunden oder gar Tage zu Fuss fortbewegt. Leider hat die Evolution nicht vorgesehen, dass wir irgendwann den Stuhl erfinden. Anfangs diente dieses einfache Möbel nur als Rastplatz nach einem harten Tag in der Fabrik oder auf dem Feld. Heute fahren viele von uns mit dem Auto zur Arbeit, wo sie dann acht Stunden lang sitzen, um später wieder mit dem Auto nach Hause zu fahren und sich auf dem Sofa vor dem Fernseher von einem harten Tag zu erholen.[94]

Nur weil Sie am Schreibtisch arbeiten, bedeutet das aber noch lange nicht, dass Sie automatisch ungesund leben müssen. Es gibt so einfache Lösungen! Stellen Sie sich im Büro einen Bewegungswecker und gestalten Sie Ihre Freizeit aktiv. Bewegen Sie sich einfach so viel wie möglich und ernähren Sie sich ausgewogen. Die Verdauung ist ein guter Indikator, wenn Sie wissen wollen, ob Ihnen ein Lebensmittel guttut oder nicht. Setzen Sie auf qualitativ hochwertige Nahrungsmittel – Sie tanken Ihr Auto ja auch nicht mit verschmutztem Benzin. Bleiben Sie auf Kurs, aber stellen Sie keine strikten Verbote auf. Verzeihen Sie sich Fehler oder Rückschläge und bleiben Sie achtsam. Wenn Sie es einmal geschafft haben, dem Strudel aus schlechten Gewohnheiten wie Bewegungsmangel und ungesundem Essen zu entkommen, werden Sie die neu gewonnene Energie dazu nutzen, dem neuen Lebensstil treu zu bleiben.

Ernährung: Denn Sie wissen, was Sie tun!

Helfen Sie mit, auch für die nächste Generation Verantwortung zu übernehmen. Sie würden Ihre Kinder kaum neun Stunden lang in einer verrauchten Bar unterbringen, oder? Sie neun Stunden am Tag sitzen zu lassen, gehört aber zur Tagesordnung.[95] Erkennen Sie langes Sitzen und falsche Ernährung als das an, was es ist: ein allgemeines Gesundheitsrisiko. Gehen Sie mit gutem Beispiel voran und wehren Sie sich gegen die allgemeine Bewegungslosigkeit, gegen Stresshormone und deren Nebenwirkungen. Es ist Zeit, dieses Problem endlich ernst zu nehmen. Studien beweisen, dass beispielsweise Ärzte im Nachtdienst einen unverändert hohen Cortisolspiegel aufweisen. Egal, ob der Nachtdienst ruhig ist und der Arzt zwischendurch schlafen kann oder ob er 25 Stunden am Stück operieren muss: Sein Organismus ist durch die ständige Bereitschaft in einem permanenten Alarmzustand. Das gilt für alle Menschen, die auf Abruf bereit sein müssen: Polizisten, Taxifahrer, Busfahrer oder Pflegepersonal.[96]

In meinen Gesprächen mit Kunden habe ich gelernt, dass diese Cortisolausschüttung verschiedene Auslöser haben kann. Manchmal sind es zwischenmenschliche Probleme am Arbeitsplatz oder widrige Arbeitsumstände, manchmal ist privater Stress daran schuld. Ich betreue oft Menschen, die früher über ständige Erschöpfung klagten und daraus einen Frust entwickelten, dem sie mit Süssigkeiten, Nikotin oder Alkohol begegneten. Je grösser die Missstände und je länger ihre Dauer, desto müder und verwirrter werden wir. Wir vergessen, Rechnungen zu bezahlen, lassen unsere Jacken im Zug liegen, verlieren unsere Sonnenbrille, tragen Termine falsch in der Agenda ein und entfremden uns immer mehr von uns selbst.

Wo aber liegt der Hund begraben? Was stresst uns so? Über diese Entwicklung haben wir schon in einem früheren Kapitel gesprochen: Die Ursache liegt für mich zu einem grossen Teil in der heutigen Finanzwirtschaft. Seit es Geld gibt und man damit handelt, ist plötzlich alles vergleichbar geworden. Zuvor war das unmöglich. Die Geburtsstunde des Geldes hat eine ähnliche Bedeutung wie die Verbreitung des Internets. Plötzlich konnte jeder mit jedem handeln, weil durch das Geld alles messbar wurde. Früher wäre es einem Adeligen nie in den Sinn gekommen, mit einem einfachen Bürger zu handeln und Katholiken hätten niemals Geschäfte mit Protestanten gemacht. Heute sind die Handelswege offen, die Grenzzölle gefallen und die Geldwirtschaft hat unser Leben reguliert. Wir leben in der Schweiz in einem unglaublichen Wohlstand. Dort, wo das Geld regiert, hat kein anderer Wert eine Chance. Und was hat das mit uns zu tun? Ich behaupte, dass jeder von uns ab einer bestimmten Summe käuflich wird. Beim Betrag X fallen Werte wie Anstand oder Würde über Bord. Hinter dem Geld herzurennen wird zum Zentrum unseres Lebens. Wir investieren mehr in unsere materiellen Bedürfnisse als in unseren Freundeskreis oder in unsere Liebesbeziehungen. Aber diese Entwicklung wird uns nie restlos glücklich machen, weil auf dem Weg irgendetwas verloren geht, was wir schon bald vermissen werden. Diese Sehnsucht nach dem fehlenden «Etwas» ist der Ausgangspunkt, um über alternative Modelle nachzudenken. Und ich hoffe, dass sich ein Modell durchsetzt, das die kapitalistischen Werte in eine andere Richtung treibt.[97]

> «Der wichtigste Wert, der sich in Zukunft entwickeln sollte, ist der Wert der Zeit. Er ist zu kurz gekommen. Zeit sollte zum grössten Luxus des Wohlstands werden.»[98]

Unsere Zeit wird immer knapper. Trotz all den rasanten technischen Fortschritten in den vergangenen Jahren. Früher wurden die Menschen bei Weitem nicht so alt, wie wir es heute werden, und trotzdem hatten sie unendlich viel Zeit. Es gab noch keine Uhren oder andere Möglichkeiten, die Zeit zu messen. Das einzige, was unsere Vorfahren unter Druck setzen konnte, war der Rhythmus von Tag und Nacht.

Heute wird uns die Zeit gestohlen. Zuerst von den Uhren, dann von den Smartphones. Wir müssen überall erreichbar und immer verfügbar sein, unsere Zeit wird buchstäblich aufgefressen. Der technische Fortschritt ist nicht mehr aufzuhalten und es ist völlig richtig, den nützlichen Teil dieser Bewegung mitzumachen. Aber gerade deshalb sollte die Zeit für uns eine noch grössere Bedeutung haben als früher. Ich bin davon überzeugt, dass sich spätestens die nächste Generation wieder vermehrt auf Werte wie verlässliche Bindungen und gute Freundschaften besinnen wird, weil diese Werte kein Ablaufdatum haben und keine Updates brauchen. Unsere Nachkommen werden alles dafür tun, um für sich persönlich so viel Zeit wie möglich zu gewinnen. Das wird zwangsläufig zu einer Transformation unserer Gesellschaft führen und zwar auf mehreren Ebenen. Besitztum, Konsum und Macht werden vermehrt hinterfragt werden.[99]

## Zehn Kompetenzen für erfolgreiches Selbstmanagement

«Wir müssen mehr Verantwortung für unser Leben übernehmen», «Wir müssen heute dafür sorgen, dass wir morgen nicht in eine Krise schliddern.» Solche Sätze liest man in vielen Ratgebern. Doch welche Kompetenzen brauchen wir konkret, um unser Leben zu meistern? Diese Antwort finden Sie selten in irgendwelchen Ratgebern. Ich habe im Internet den Versuch einer Antwort gefunden, den ich Ihnen nicht vorenthalten möchte. Das sind die zehn Kompetenzen für ein erfolgreiches Selbstmanagement.

**Kompetenz 1 — In Alternativen denken**

Unser Umfeld verändert sich immer schneller. Wenn wir heute einen guten Job mit Aufstiegschancen haben, garantiert uns niemand, dass wir diesen Job auch noch in fünf oder gar zehn Jahren machen werden. Vielleicht fusioniert das Unternehmen mit einem anderen und unser Bereich wird dichtgemacht? Wir müssen lernen, mit solchen Dingen zu leben – auch damit, dass wir nicht voraussagen können, wie unser privates Umfeld in Zukunft aussehen wird. Diese Unsicherheit darf uns keine Angst machen. Sonst gehen wir mit angezogener Handbremse durchs Leben – so, als stünde schon fest, dass wir unseren Job sowieso verlieren werden. Wir müssen vielmehr darauf hinarbeiten, dass wir künftig mehrere Möglichkeiten haben werden, wenn sich die Zukunft anders gestaltet, als wir es vermuten.

**Kompetenz 2 — Auch schwache Signale wahrnehmen**

Wir können uns nur mehrere realistische Optionen erarbeiten, wenn wir Signale – und seien sie noch so schwach – aus unserem Umfeld wahrnehmen. Welche Gefahren könnten uns künftig drohen? Welche Chancen könnten sich bieten? Wenn wir unsere Zukunft planen, müssen wir uns auf Vermutungen verlassen. Deshalb hilft es enorm, wenn wir Signale für anstehende Veränderungen wahrnehmen und daraus ableiten können, welche Konsequenzen sich für uns ergeben könnten.

**Kompetenz 3 — Auf unsere Intuition vertrauen**

Wir werden uns künftig häufiger entscheiden müssen, obwohl uns wichtige Informationen fehlen und wir nicht alle Konsequenzen unseres Entscheids überblicken können. Wir müssen lernen, uns auch dann zu entscheiden, wenn die Grundlagen noch schwanken, und zu unseren Entscheidungen zu stehen, solange sie uns sinnvoll erscheinen. Auch dann, wenn uns nicht klar ist, ob sie wirklich zum Erfolg führen werden. Vor dieser Herausforderung stehen beispielsweise Eltern bei der Erziehung ihrer Kinder. Niemand kann ihnen sagen, wie viel Härte, Nachsicht und Geduld nötig sind, damit ihre Zöglinge künftig ihr Leben meistern. Aber nur, weil unklar ist, ob ihr Handeln zum Ziel führt, können Eltern nicht darauf verzichten, ihre Kinder zu erziehen. Zugleich ist es aber auch wichtig, dass wir uns rückblickend nicht vor lauter Selbstvorwürfen zerfleischen, wenn sich der Erfolg nicht einstellen will. Wir müssen uns vielmehr vor Augen halten, dass wir zum Zeitpunkt der Entscheidung das getan haben, was uns richtig erschien. Eltern entwickeln im Laufe der Jahre meist ein Gespür dafür, welche Erziehung für ihre Kinder die richtige ist. Deshalb erreichen sie das gewünschte Ziel meistens – wenn auch manchmal auf Umwegen. Generell gilt: Wir müssen stärker auf unsere Intuition vertrauen.

### Kompetenz 4 — Das grosse Ganze sehen

Um die richtigen Entscheidungen zu treffen, müssen wir unser Leben als Ganzes betrachten. Nur, wenn wir abschätzen können, welche Auswirkungen unsere beruflichen Entscheidungen auf unser Familienleben, aufs körperliche Wohlbefinden und auf unser Lebensglück haben, können wir auf Dauer ein zufriedenes und erfülltes Leben führen. Fehlt uns diese Gesamtsicht, scheitert auch der Versuch, im Leben die richtige Balance zu finden. Ein Beispiel: Viele junge Erwachsene unterschätzen, welche Auswirkungen der Schritt in die berufliche Selbstständigkeit auch auf andere Lebensbereiche haben kann. Sie übersehen, dass durch die hohe Arbeitsbelastung in der Gründungsphase kaum noch Zeit für Familie und Freunde bleibt. Nach zwei, drei Jahren stellen sie erschrocken fest: «Jetzt floriert zwar mein Geschäft, aber in der Zwischenzeit habe ich meine Freunde verloren.»

### Kompetenz 5 — Rat suchen und annehmen

In Ihrem Privatleben werden Sie merken: Je näher Ihnen eine Person steht, desto getrübter ist Ihr Blick für sie oder ihn. Wir betrachten unser Kind als «Goldschatz», obwohl andere in ihm einen verwöhnten «Goof» sehen. Wir empfinden unsere Liebesbeziehung als geglückt, obwohl wir uns darin völlig aufgeben. Ähnlich ist es in anderen Lebensbereichen – zum Beispiel bei der Arbeit. Deshalb müssen wir lernen, ab und zu neutrale Beobachter oder Coaches als Begleiter zu Rate zu ziehen. Sie helfen uns dabei, unsere blinden Flecken zu entdecken. Viele Menschen wenden sich erst dann an solche Experten, wenn es bereits zu spät ist. Etwa, wenn die Kündigung schon auf dem Schreibtisch liegt oder die Liebesbeziehung festgefahren ist. Sinnvoller wäre es, die eigene Qualifikation schon viel eher checken zu lassen. Dann können Sie proaktiv aktiv werden und zum Beispiel eine Weiterbildung besuchen.

**Kompetenz 6 —— Lernen können und wollen**

Eine hohe Sensibilität für schwache Signale und alle guten Ratschläge nützen nichts, wenn wir nicht bereit sind, aus unseren Erkenntnissen zu lernen. Viele Menschen können ihr Leben zwar hervorragend analysieren und erkennen, was nötig wäre – aber auf diese Analyse folgt keine Handlung. Das heisst: Wir müssen auch eine gewisse Härte gegenüber uns selbst entwickeln und aus unseren Erkenntnissen die nötigen Schlüsse ziehen.

**Kompetenz 7 —— Für neue Lösungen offen sein**

Scheitern ist immer möglich, wenn wir versuchen, unser Leben zu gestalten. Und wir werden künftig noch häufiger scheitern. Wir müssen neue Verhaltensmuster entwerfen, weil sich unsere alten Lösungen nicht mehr eignen, um die Zukunft zu bewältigen. Teilweise müssen wir sogar das Gegenteil dessen tun, womit wir in der Vergangenheit erfolgreich waren. Das fällt den allermeisten schwer, denn unsere Denk- und Verhaltensmuster haben wir uns über Jahrzehnte antrainiert. Sie sind ein Teil von uns und entsprechend schwer können wir sie ablegen. So sind zum Beispiel viele Angestellte davon überzeugt, dass ihnen eine Festanstellung am meisten Sicherheit bietet. Aber das ist ein Trugschluss! Wenn morgen die Konzernzentrale beschliesst, ihren Ableger in der Schweiz zu verkaufen, können sie schon morgen arbeitslos sein. Auch wenn sie zuvor jahrelang ein Topmitarbeiter waren. Manchmal kann es tatsächlich sicherer sein, sich selbstständig zu machen. Nämlich dann, wenn man eine gute Geschäftsidee und das nötige Unternehmergen hat.

**Kompetenz 8 —— Netzwerke aufbauen und pflegen**
Es braucht Mut, um über den eigenen Schatten zu springen. Alleine fehlt uns diese Courage manchmal. Deshalb wird es auch künftig wichtig sein, Allianzen zu schmieden. Wir müssen lernen, Verbündete zu suchen und zu finden. Das schaffen wir nur, wenn wir unsere Bedürfnisse anderen Menschen mitteilen können – und wenn wir bereit sind, Kompromisse einzugehen. Ein Beispiel: Dass beide Partner in einer Ehe eine Topkarriere machen und zugleich ein erfülltes Familienleben mit Kindern führen, wird künftig wohl nur noch schwieriger werden. Also müssen die Partner einen «Vertrag» entwerfen, der es beiden ermöglicht, ihre Lebensvisionen zu realisieren. Dazu müssen sie zunächst ihre Wünsche auf den Tisch legen. Und sie müssen bereit sein, auf bestimmte Dinge zu verzichten – auf einen möglichen Karriereschritt zum Beispiel – damit sie das wichtigere Gut erlangen können. In diesem Beispiel ein erfülltes Familienleben oder eine befriedigende Partnerschaft.

**Kompetenz 9 —— Die eigenen Werte kennen**
Nur, wenn wir wissen, was uns wirklich wichtig ist, können wir tragfähige Kompromisse und Partnerschaften entwickeln. Uns muss klar sein, worauf wir verzichten können und worauf nicht. Wenn uns das schleierhaft ist, können wir entweder nicht mit anderen kooperieren oder wir ordnen uns ihren Wünschen unter – beruflich wie privat. Generell gilt: Wir finden schnell heraus, was uns wichtig ist, wenn wir sagen können, worauf wir am ehesten verzichten können. Manche Berufstägige wünschen sich zum Beispiel eine Topkarriere und einen überdurchschnittlich guten Lohn. Zugleich möchten sie aber auch möglichst viel Freizeit haben – für ihre Familie, für ihre Hobbys und für vieles mehr. Beides gleichzeitig ist aber nur in Ausnahmefällen möglich. Also muss man sich fragen: Was ist mir wichtiger?

**Kompetenz 10 —— Zuversichtlich sein**
Der Wille, sich zu verändern, wird künftig eine der wichtigsten Eigenschaften des Menschen sein. Wenn wir vor Veränderungen Angst haben, trauen wir uns auch nicht, neue Wege zu gehen. Dann verschliessen wir unsere Augen vor den Herausforderungen und verzichten auf Rat von aussen. Eine positive Einstellung zu Veränderungen zeigt sich auch darin, dass wir das Risiko des Scheiterns akzeptieren und es nicht als persönliches Versagen interpretieren. Denn unser Scheitern beweist: Wir haben es versucht. Und nichts spricht gegen einen zweiten Versuch.



Quelle: https://www.hrtoday.ch/de/article/10-kompetenzen-fuer-erfolgreiches-selbstmanagement

KAPITEL 13

# Muskelaufbau: Wie Sie gesunde Kilos zunehmen

Wer Muskelmasse zulegt, nimmt «gesunde Kilos» zu. Eigentlich ein ganz simpler Fakt. Trotzdem besteht die Gefahr, dass man dabei zu viele Kalorien zu sich nimmt und die dann ungenutzt im Fettdepot landen. Dadurch wächst der Schwimmring – was früher oder später Frust verursacht. Wichtig ist es also, dass Kalorienverbrauch, Training und Kalorienzufuhr aufeinander abgestimmt sind. Patric Heizmann vergleicht den Körper in seinen Vorträgen und Büchern mit einer Stadt. Diese Metapher zeigt auf verständliche Art, wie unser Organismus funktioniert: Stellen Sie sich also Ihren Körper wie eine grosse Stadt vor. In dieser Stadt wohnen etwa 70 Billionen Einwohner – das sind unsere Körperzellen. Die sind mit einem 100 000 Kilometer langen Strassennetz, auch bekannt als Blutbahnen, miteinander verbunden. Unsere Muskeln stellen Sie sich bitte als Industrieflächen vor, auf denen Kraftwerke stehen, die Energie für unsere Stadt produzieren. Für eine so grosse Stadt müssen überall Öfen eingeheizt werden, damit die Temperatur konstant bei kuscheligen 37 Grad liegt. Die Kohle, mit der man die Kraftwerke einfeuert, steht für die Kalorien, die wir über die Nahrung zu uns nehmen. Je mehr Kraftwerke wir in unserer Stadt haben, desto mehr Kohle brauchen wir zum Einheizen. Sprich: Je mehr trainierte Muskulatur sich in unserem Körper befindet, desto mehr Kalorien verbrauchen wir. Sogar nachts, wenn wir schlafen. Das ist der Grund, wieso Krafttraining so effektiv ist, wenn man abnehmen will: Dabei werden Ihre Kraftwerke renoviert und auf volle Leistung gebracht. Kombiniert mit einer ausgewogenen, gesunden Ernährung, die zu Ihrem System passt, bringt das den gewünschten Trainingserfolg.[100]

«Es gibt keine zu harten Trainings. Es gibt aber sehr oft zu kurze Regenerationszeiten.»

Aber wie müssen Sie Ihre Muskeln trainieren, damit ein Muskelaufbau stattfindet? Die Antwort lautet: Hypertrophietraining – ein Training, das auf Muskelwachstum ausgerichtet ist. So können Sie «positives Gewicht» zulegen. Dieses Hypertrophietraining unterscheidet sich von anderen Trainingsformen, bei denen es zum Beispiel darum geht, kräftiger zu werden. Damit der Muskel aufgebaut wird, muss er energetisch ausbelastet, d.h., in jeder Serie maximal ermüdet werden. Das ist anstrengend und der Schweiss muss dabei fliessen! Sonst passiert nichts. Sie sollten zwei- bis dreimal pro Woche trainieren und dazwischen etwa 48 Stunden

Pause einschalten. Nur dann hat der Körper genug Zeit zum Regenerieren und Aufbauen.[101] Diesen Fakt beachten viele Fitness- und Amateursportler zu wenig. Sie vergessen, dass der Körper erst in der Regenerationsphase Muskulatur aufbaut. Sie vernachlässigen das Prinzip der Superkompensation, das ich in meinem Buch «Das AWL-Prinzip» erläutert habe.

Im Hypertrophietraining sollten alle grossen Hauptmuskelgruppen miteinbezogen werden. Ihre Muskeln werden wachsen, wenn Sie drei bis fünf Sätze mit jeweils 10 bis 15 Wiederholungen trainieren. Dazu gehört aber auch die richtige Ernährung: Um 500 Gramm neue Muskelmasse zu bilden, braucht der Körper zwischen 2300 und 3600 Kalorien. Aber Achtung: Nur weil man dem Körper mehr Energie zuführt, muss er nicht zwingend neue Muskeln aufbauen. So einfach macht er es uns leider nicht. Setzen Sie zuerst einen Trainingsreiz, ein intensives Krafttraining zum Beispiel, und nehmen sie dann die Kalorien zu sich. Sogar in diesem Fall nutzt unser Organismus nur jene Energie, die für die Anpassung und die Regeneration von Gewebe notwendig ist – alles andere landet im Fettdepot. Das ist die eigentliche Schwierigkeit: die richtige Balance zu finden, damit diese zusätzliche Energiezufuhr «nur» zur Verarbeitung des Muskelaufbautrainings benutzt wird.[102] Das ist auch einer der Hauptgründe, warum es mittlerweile fast so viele Diäten wie Menschen gibt.

Ich stelle immer wieder fest, dass sich selbst aktive Sportler einer Diät unterwerfen. Ist das sinnvoll? Aus meiner Sichtweise, nein! Ein gezieltes Abnehmen muss sehr bewusst und kontrolliert stattfinden, wenn man sportlich aktiv ist und seine Muskulatur durch Krafttraining wieder in Schwung bringen oder aufbauen will. 1 bis 2 Kilogramm Gewichtsverlust in 14 Tagen ist die absolute Obergrenze. Gerade bei Wettkampfsportlern sollte die Balance der Makronährstoffe (Kohlenhydrate, Fette, Proteine) unbedingt stimmen, das heisst, sie sollten auf eine ausgewogene Ernährungszufuhr achten. Wenn er oder sie abnehmen will, dann am besten vor der Wettkampfsaison. Natürlich führt ein kalorisches Defizit auch beim Sportler zur Gewichtsabnahme, keine Frage. Für den Athleten ist es aber wichtig, dass weder die Leistungsfähigkeit darunter leidet, noch das Training ohne Effekt bleibt, weil zu wenig Nährstoffe für Aufbau und Regeneration zur Verfügung stehen. Das gilt auch für aktive Freizeitsportler.

Deswegen sollte das kalorische Defizit pro Tag bei maximal 250 bis 500 Kalorien liegen. Dieses Spektrum ist recht breit, weil Athleten je nach Trainingsziel flexibel sein müssen. So verlangt beispielsweise eine hohe Trainingsintensität mehr Aufbaustoffe, in diesem Fall sollten nur wenige Kalorien eingespart werden. Auch den Körperfettanteil sollten Sie in einer solchen Situation nicht zu stark reduzieren. Ausdauersportler haben im Schnitt einen Fettanteil von 8 bis 9% (Männer) beziehungsweise 11 bis 15% (Frauen). Tiefer sollte der Körperfettanteil nicht liegen, weil sonst zahlreiche Körperfunktionen negativ beeinflusst werden, die Hormonproduktion zum Beispiel. Kurz gesagt: Diäten dürfen nicht zu einer drastischen Reduktion der Energieaufnahme führen, denn sonst reduziert sich auch die Leistungsfähigkeit dramatisch. Wir sind alle Individuen, es gibt kein Patentrezept, das für alle gilt.[103]

Betrachten Sie das Optimieren Ihrer Leistungsfähigkeit als ein Spiel, um sich selbst besser kennenzulernen. Seien Sie mutig und entscheiden Sie sich für einen Weg, führen Sie Buch und messen Sie sich aus. Bei den Messungen empfehle ich eher eine Fettmessung als eine Gewichtskontrolle. Bitte nehmen Sie den Wert der Fettmessung nicht für bare Münze, sondern akzeptieren Sie ihn als Richtwert und überprüfen Sie wöchentlich, in welche Richtung er sich entwickelt. Aus Studien geht hervor, dass eine «Überdosis» von 300 bis maximal 500 Kalorien pro Tag der sicherste Weg ist, bei entsprechend intensivem Training langsam, aber sicher «gutes Gewicht» in Form von Muskeln zuzulegen. Das gilt übrigens auch für Übergewichtige, die per se einen höheren Kalorienbedarf haben, um ihr Gewicht zu halten.[104]

«Wer Muskeln aufbauen möchte, muss richtig essen und einen Energieüberschuss von etwa 300 bis 500 Kalorien pro Tag erreichen – sonst wächst nichts.»[105]

Der Low-Carb-Trend ist nach wie vor weitverbreitet. Den Kohlenhydraten wurde in den letzten Jahren der Schwarze Peter zugeschoben. Fakt ist aber, dass eine Eiweissaufnahme ohne Kohlenhydrate nicht sinnvoll ist. Ich erlebe immer wieder Fitness- und Breitensportler, die meinen, es sei ideal, den zusätzlichen Energiebedarf bei einer solchen Ernährungsumstellung über Proteine zu decken. Das ist nicht grundlegend falsch, aber die Zufuhr von Kohlenhydraten darf dabei nicht vergessen werden. Denn Kohlenhydrate sind ein wichtiger Makronährstoff für Sportler. Das bedeutet: Stehen dem Sportler nicht genügend Kohlenhydrate zur Verfügung, werden körpereigene Proteine abgebaut. Der ganze Trainingseffekt verpufft und löst sich in Luft auf. Es gibt unzählige Sportler, die trainieren, aber diesen Umstand nicht bedenken und ihrem Trainingserfolg so im Weg stehen. Das einzige, was sie sich antrainieren, ist eine schlechte Angewohnheit. Sie können noch so viel Selbstdisziplin an den Tag legen und noch so hart trainieren: Das gewünschte Resultat wird sich nicht einstellen. Zur Selbstdisziplin gehört aber auch, dass wir uns nicht gleich mit der erstbesten Meinung zufriedengeben, sondern nach qualitativ hochstehenden Fakten Ausschau halten und uns ausreichend informieren. Sonst besteht die Gefahr, dass wir uns auf ein falsches Gleis manövrieren.

Die Zufuhr von Kohlenhydraten schützt also die Proteine des Körpers. Das heisst: Wenn Sie Muskeln aufbauen wollten, sollten etwa 50 bis 60 % der überschüssigen 300 bis 500 Kalorien aus Kohlenhydraten bestehen. Die Proteinzufuhr muss im Zeitraum der Gewichtszunahme durch Muskelmasse bei mindestens 1,5 bis 2,0 Gramm pro Kilogramm Körpergewicht liegen. Damit ist sie etwa doppelt so hoch wie die von Nichtsportlern. Wenn Sie darauf achten, steht der athletischen Figur nichts mehr im Weg. Nur das Training dürfen Sie nicht vergessen. Und wie gesagt: Schwitzen empfohlen![106]

Machen Sie sich keine Sorgen, dass Ihre Muskeln plötzlich zu Bergen werden. Vor allem Frauen machen sich oft solche Gedanken. Aber Muskelberge wachsen nicht über Nacht. Und wenn Sie Ihr Ziel erreicht haben, können Sie Ihr Training und die Ernährung leicht anpassen und dort stabilisieren, wo Sie sich wohlfühlen. Das bedeutet aber nicht, dass Sie wieder in alte Gewohnheiten zurückfallen dürfen. Sie brauchen weiterhin genügend Selbstdisziplin, um ausgewogen zu essen und mit der richtigen Intensität zu trainieren. Sonst sind die Fortschritte schnell wieder verschwunden. Ich spreche dabei aber nicht von der Figur eines Wettkampf-Bodybuilders. Die Damen und Herren in dieser Liga investieren wesentlich mehr Zeit in ihr Training und in ihre Ernährung, die sie mit legalen und leider auch mit illegalen Substanzen ergänzen. Sie haben den Körperkult zu ihrer Lebensphilosophie gemacht, und in ihrem Alltag dreht sich alles nur noch um das Erschaffen und Optimieren der eigenen Statue. Ich habe überhaupt nichts gegen Bodybuilding – jeder Mensch soll selbst entscheiden, was für ihn das Richtige ist. Ich will Ihnen nur mit auf den Weg geben, dass Sie nicht so viel Energie aufwenden müssen, wie es Bodybuilder tun, um einen Trainingserfolg zu erzielen und um Ihr Gewicht zu verlieren oder es zu halten.

# Der Säure-Basen-Haushalt

**Beachten Sie den Säure-Basen-Haushalt[107]**

Es braucht nicht viel, damit Ihr Säure-Basen-Haushalt aus dem Gleichgewicht gerät. Das kann passieren, wenn Sie über längere Zeit viel Energie verbrauchen, schnelle Kohlenhydrate zu sich nehmen oder so intensiv trainieren, dass Sie chronisch übermüdet sind. Besonders nach einem intensiven Krafttraining sollten Sie den pH-Wert des Körpers wieder normalisieren. Eine dauerhafte Übersäuerung macht Sie weniger leistungsfähig und verlangsamt die Regeneration. Langfristig kann sie das Gewebe schwächen und Sie krankmachen. Gemüse und Früchte wie Tomaten, Sprossen, Limetten oder Avocados, aber auch Olivenöl, Tofu, Sojabohnen, Mandeln und Mandeldrinks zählen zu den basischen Lebensmitteln. Bei den «säuerlichen» Proteinen ist hingegen Vorsicht angebracht. Säurebildner wie tierische Milch, Süssigkeiten und Kuchen, aber auch einige Getreidesorten sollten Sie besonders nach Trainings oder Wettkämpfen eher mit Vorsicht geniessen. Da Proteine unter anderem für den Aufbau einer leistungsfähigen Muskulatur wichtig sind, sollten tierische Proteinquellen immer von basischen Lebensmitteln begleitet werden. Das gewährleistet die Balance. Zu jeder Mahlzeit gehören also Gemüse und Obst. Die Säurebildner sollten Sie nach Möglichkeit reduzieren und nur in Massen geniessen.

Muskeln gewinnen ihre Energie vorrangig aus Kohlenhydraten. An Tagen mit sehr intensiven Trainingseinheiten oder mit Wettkämpfen sollte Ihre Nahrung zu 65 % aus Kohlenhydraten bestehen. Wer während dieser intensiven Belastung auf eine stark proteinreiche Ernährung setzt, der riskiert, dass Muskeln und Sehnen reissen. Denn durch die Proteinernährung erhöht sich der Harnsäurespiegel, die Harnsäure kristallisiert und lagert sich im Gewebe ab – dadurch werden Muskeln und Sehnen weniger belastbar. Von daher gilt: Mit Proteinen nicht übertreiben!

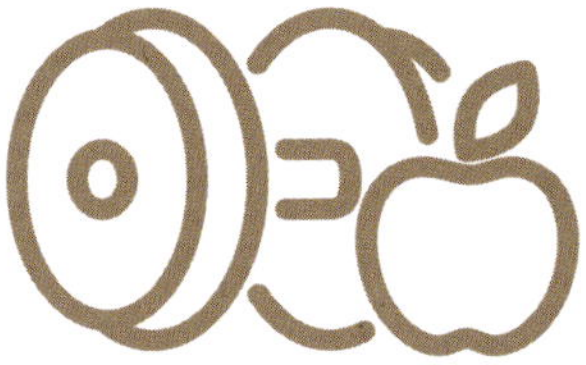

KAPITEL 14

# Trainieren und Essen: die wichtigsten Tipps

Ihr Organismus braucht während des Trainings zwei Hauptquellen an Makronährstoffen: Kohlenhydrate und Proteine. Wenn Sie mit dem Trainieren beginnen, sollten beide ausreichend im Körper vorhanden sein. Je nach Intensität des Trainings rate ich Ihnen, zwei bis drei Stunden vorher eine kleine Menge an Kohlenhydraten sowie Proteinen (10 bis 20 Gramm) zu essen. Das «Kafi mit Gipfeli» vom Morgen reicht für ein intensives Work-out am Mittag nicht aus. Mit zu wenig Benzin im Tank erbringen Sie nicht die volle Leistung. Im Gegenteil: Ich habe schon oft erlebt, dass sich Kunden im Work-out über plötzlichen Schwindel beklagen. Das sind typische Anzeichen einer Unterzuckerung oder eines nur halbvollen oder mittlerweile fast leeren Tanks.

Falls sich ein Training über mehrere Stunden hinzieht, wie das zum Beispiel bei Triathleten der Fall ist, wird die Versorgung des Muskels während des Trainings umso bedeutsamer.[108]

Bei einem mehrstündigen Training sollte man pro Kilogramm Körpergewicht stündlich etwa 1,0 bis 1,1 Gramm Kohlenhydrate oder umgerechnet 240 bis 270 Kalorien in Form von schnell verfügbaren Kohlenhydraten zu sich nehmen. Diese recht moderate Zufuhr an Kohlenhydraten gleicht nicht nur das Energiedefizit aus, sondern hilft auch indirekt beim Muskelaufbau. Die Kohlenhydrate stimulieren die Abgabe von Insulin, und dieses Hormon wirkt aufbauend. In Kombination mit kleineren Proteindosen (10 bis 15 Gramm) während des Trainings schafft man so eine optimale Grundlage für Muskelaufbau und Regeneration. Ich weiss, dass mir viele Bodybuilder in diesem Punkt nicht zustimmen werden. Im klassischen Bodybuilding verzichtet man in den zwei Stunden vor sowie während des Trainings auf Kohlenhydrate. So greift der Organismus auf andere Energiequellen wie beispielsweise Fette zurück. Ein ständiger Zustrom von Kohlenhydraten verhindert das. Diese Überlegung ist interessant, aber mir fehlt bei dieser Theorie die klare physiologische Logik. Denn Fette haben aufgrund ihrer anaeroben Energiebereitstellung nur sehr wenig Bedeutung im Muskeltraining. Deshalb gilt auch hier: Haben Sie den Mut, Dinge auszuprobie-

> «Die primären Energiequellen sind auch für die Fitness- und Kraftsportler immer die Kohlenhydrate.»[109]

ren, und glauben Sie nicht der erstbesten Meinung. Unsere Organismen sind so unterschiedlich und so komplex, dass auch die Wissenschaft an dieser Stelle noch teilweise im Dunkeln tappt.[110]

Auch nach dem Training sollten Fitness- und Kraftsportler ihrem Körper eine Kombination aus Kohlenhydraten und Proteinen zuführen. Bei Fortgeschrittenen setzt man heute oft auf ein High-Intensity-Training (HIT). Dabei werden zwei Ziele verfolgt: ein möglichst hoher Kalorienumsatz während einer Trainingseinheit und eine maximale Ermüdung der Muskulatur, damit der Organismus Anpassungsvorgänge wie den Muskelaufbau aktiviert. Auf ein so intensives Training sollten Sie energetisch unbedingt reagieren. Mein Rezept sieht so aus: Nehmen Sie danach pro Kilogramm Körpergewicht 1,0 bis 1,2 Gramm Kohlenhydrate kombiniert mit etwa 0,4 Gramm Protein zu sich. Am besten tun Sie das alle zwei Stunden während sechs Stunden nach dem Training. Das entspricht etwa drei bis vier Portionen während der direkten Regenerationsphase. So kann sich das beschädigte Muskelgewebe erholen und die Kohlenhydratspeicher werden wieder aufgefüllt. Dies stimuliert das Immunsystem, das als Helfersystem der Regeneration dient und somit unmittelbar den Muskelaufbau startet.[112] Um beim Bild der Körperstadt zu bleiben: Die Industrieflächen in Ihrer Körperstadt werden jetzt grösser, und die Anzahl der Kraftwerke steigt.

«Wer in seiner Körperstadt Muskeln aufbauen will, benötigt Baustoff – sprich Proteine.»[111]

Jedes Training und jeder Wettkampf führen zu winzigen Rissen im Muskelgewebe, also zu Schäden in Ihrer Körperstadt. Diese winzigen Verletzungen sind wichtig und richtig, weil sie den Muskelaufbau stimulieren. Ein Protein ist ein biologisches Makromolekül, das aus Aminosäuren aufgebaut ist. Diese Aminosäuren dienen als Bausteine, um die Schäden in Ihrer Körperstadt zu reparieren. Jetzt wissen Sie auch, warum die Proteine seit Jahrzehnten im Zentrum stehen, wenn man von Muskelaufbau spricht. Das Credo in der Fitnessszene lautet nicht selten: Je mehr Proteine, desto besser. Aber diese Denkweise ist meines Erachtens falsch und veraltet. Sie ist nicht effektiv und effizient genug für einen optimalen Aufbau.

Egal, ob Sie Hobby- oder Spitzensportler sind: Sie müssen für sich und Ihr System herausfinden, wie viele Proteine Ihr Körper braucht. Es kann durchaus begrenzte Trainingsphasen geben, während denen Sie deutlich mehr Eiweiss brauchen: 2,5 bis 3,0 Gramm pro Kilo Körpergewicht beispielsweise. Doch dauerhaft sind solche Dosierungen nicht richtig, sie wirken eher belastend als gesundheitsfördernd. Richtig ist, dass Kraftathleten nicht mehr Proteine benötigen als Ausdauersportler. Im Mittel liegt der tägliche Bedarf irgendwo zwischen 1,5 und 2,5 Gramm pro Kilogramm Körpergewicht. Wir wissen zum Beispiel heute, dass die Proteinbildung im Körper stimuliert wird, wenn die Konzentration der interzellulären Aminosäuren abnimmt. Es ist auch bekannt, dass die Zufuhr von Eiweiss nach dem Training die Bildung des körpereigenen Proteins um 30 bis 100 % steigern kann. Es ist deshalb unbestritten, dass wir unserem Körper täglich Eiweiss zuführen müssen – teilweise auch im unmittelbaren Umfeld von Trainings oder Wettkämpfen. Nur die perfekte Dosis ist bisher noch nicht ausreichend geklärt. Probieren Sie aus, was für Sie persönlich stimmt. Denn auch hier lauert natürlich die Gefahr, dass ungenutztes Protein umgewandelt wird und nicht im Muskel, sondern im Fettspeicher landet.[113]

### Fazit: Wer Muskeln aufbauen will, benötigt Protein

Kohlenhydrate sind die primäre Energiequelle – auch für Kraftsportler. Vor und während des Trainings müssen die Kohlenhydratspeicher Ihres Körpers voll sein. Nehmen Sie die Kohlenhydrate kombiniert mit einer kleineren Menge an Proteinen zu sich, dann ist Ihr Körper bestens aufs Training vorbereitet. Es empfiehlt sich, direkt nach dem Training wieder Kohlenhydrate zu sich zu nehmen, um die Insulinabgabe im Körper anzuregen. Weil Insulin anabol wirkt, fördert es den Muskelaufbau. Ergänzt mit Proteinen ist das vermutlich die beste Methode, um die Regeneration zu unterstützen. Die Wissenschaft ist sich in diesem Punkt aber noch nicht vollständig einig.[114] Klar ist jedoch: Kraftsportler brauchen nicht mehr Proteine als Ausdauerathleten. Wer Kraftsport betreibt, nimmt in intensiven Trainingsphasen am besten rund 1,5 bis 2,5 Gramm Protein pro Kilogramm Körpergewicht zu sich. Dann funktioniert der Muskelaufbau optimal, und der Körper regeneriert sich effizient und zügig.[115]

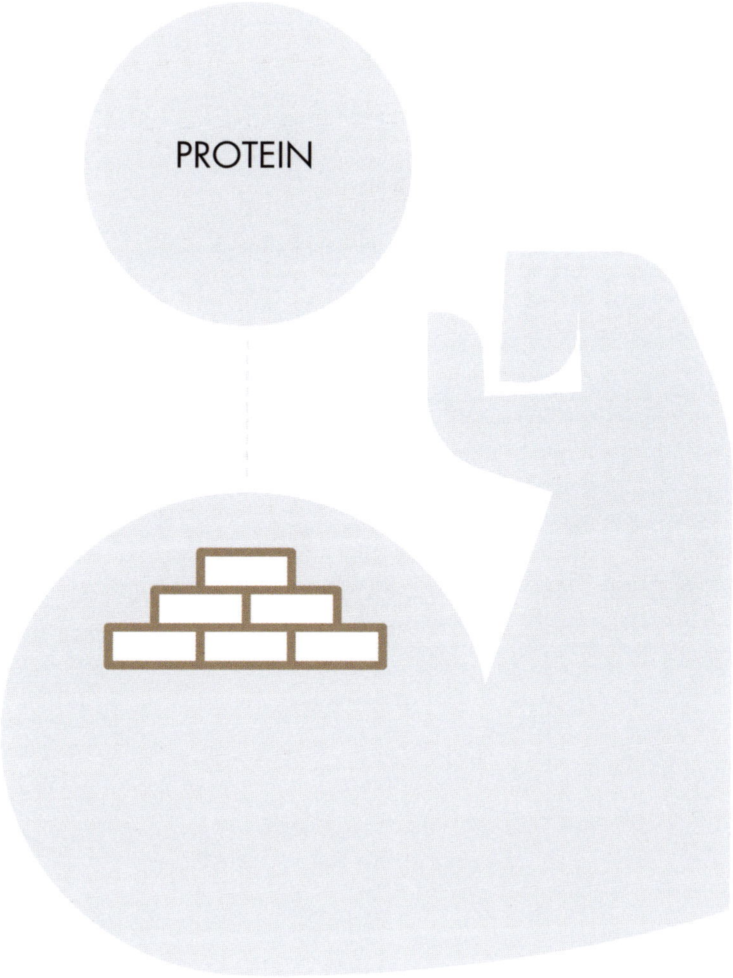


Die Proteine sind die Bausteine unseres Organismus und somit auch unserer Muskulatur.

KAPITEL 15

# Nährstoffe, die Ihre Muskeln in Schwung bringen

Wer Muskeln aufbauen will, muss die richtige Kalorienmenge zu sich nehmen. Denn Muskeln können nur wachsen, wenn sie auf überschüssige Kalorien zugreifen können. Qualitativ sollten Sie darauf achten, möglichst viele verschiedene Aminosäuren zu sich zu nehmen. Diese finden Sie vor allem in Fleisch, Fisch und Milchprodukten, aber auch in Getreide oder Nüssen. Aminosäuren sind die Grundbausteine des Körpers, zuständig fürs Wachstum und für die Erneuerung von Gewebe.

Darauf sollten Sie beim Essen generell achten, wenn Sie Ihre Muskeln in Form bringen wollen:

### Kalorienmenge

Nehmen Sie ausreichend Kalorien zu sich, um den erhöhten Bedarf nach einem Training zu decken. Wenn Sie das vernachlässigen, muss Ihr Körper auf seine Reserven, sprich auf Proteine in der Muskulatur zurückgreifen. Deshalb: Wenn Sie in der Aufbauphase nicht genügend Kalorien zu sich nehmen, nützt das härteste Training nichts. Helfen Sie Ihrer Körperstadt, indem Sie sie nicht nur mit Bausteinen in Form von Proteinen, sondern auch mit ausreichend Kohlenhydraten versorgen. Direkt nach dem Training empfehle ich einen Drink bestehend aus 35 Gramm Kohlenhydraten und 15 Gramm Protein.

### Proteinmenge

Nehmen Sie an Trainingstagen ausreichend Proteine zu sich, um die Regeneration – also die Reparatur ihrer Körperstadt – zu unterstützen. Als Richtwert können Sie von 1,5 bis 2,2 (maximal 2,5) Gramm pro Kilogramm Körpergewicht ausgehen. Kombinieren Sie die Proteine insbesondere nach dem Training mit Kohlenhydraten. Integrieren Sie in jede Ihrer Mahlzeiten eine natürliche Proteinquelle. Dadurch ist gewährleistet, dass Ihr Körper für den Muskelaufbau immer ausreichend Baustoffe zur Verfügung hat.

### Proteinquellen

Nehmen Sie verschiedene Proteinquellen zu sich, pflanzliche und tierische. Essen Sie natürliche Lebensmittel und vor allem vielseitig, damit Ihr Körper täglich das komplette Aminosäurenprogramm zur Verfügung hat. Denn nur, wenn alle Aminosäuren in der richtigen Dosierung da sind, kann der Körper die Proteine verarbeiten. Vegetarier und Veganer müssen nach alternativen Proteinquellen suchen. Sie können auf eine Vielzahl von Sojaprodukten setzen, während flexible Esser ab und zu Fisch und Fleisch in den Speiseplan einbauen sollten.

### Proteinshakes

Natürliche Proteinquellen sind in ihrer Qualität und Zusammensetzung immer besser als verarbeitete Produkte. In harten Trainingsphasen sind Proteinshakes in Ordnung, um den hohen Bedarf an Aminosäuren zu decken. Wenn Sie auf Proteinpulver zurückgreifen wollen, dann achten Sie auf den Begriff «komplex» oder «High Quality». Diese Produkte enthalten meistens das gesamte Spektrum an Aminosäuren. Das soll nicht heissen, dass alle anderen Produkte nutzlos sind – auch sie können eine gute Ergänzung zu natürlichen Proteinquellen sein. Aber bestellen Sie keinen Billigshake aus dem Internet, versorgen Sie Ihre wertvolle Körperstadt mit hochwertigem Treibstoff und besten Baumaterialien. Nur dann kann auch hochwertig gebaut werden. Am besten lassen Sie sich in seriösen Fachgeschäften beraten. Wettkampfsportler sollten vor Wettkämpfen auf der App von antidoping.ch überprüfen, ob ihr Produkt «kontaminiert» oder «dopingfrei» ist.[116]

KAPITEL 16

# Aminosäuren: Das sollten Sie darüber wissen

Sie tauchen in diesem Buch immer wieder auf, weil sie so wichtig sind: die Aminosäuren. Sie helfen dem Körper beim Wachsen und Regenerieren. Deshalb sollten Sie wissen, welche Lebensmittel besonders viele Aminosäuren enthalten. Insgesamt gibt es 20 verschiedene Aminosäuren, aus denen der Körper Eiweisse bilden kann. Diese werden primär in zwei Gruppen aufgeteilt: in die **essenziellen** und die **nicht essenziellen** Aminosäuren.

**Das sind die Namen der acht essenziellen Aminosäuren:**
Isoleucin, Leucin, Lysin, Methionin, Phenylalanin, Threonin, Tryptophan und Valin.

Essenziell bedeutet, dass diese Aminosäuren nicht vom Körper hergestellt werden können. Sie sollten sie durch die Ernährung ausreichend zu sich nehmen. Neben den essenziellen Aminosäuren gibt es zwölf nicht essenzielle Aminosäuren, die der Körper selbst herstellen kann. Diese Aminosäuren müssen wir nicht zwingend durch die Nahrung aufnehmen. Treffen allerdings bestimmte Rahmenbedingungen zu, zum Beispiel Stress ohne körperliche Anstrengung, kann eine gezielte Einnahme einzelner nicht essenzieller Aminosäuren in Absprache mit einer Fachperson sinnvoll sein.

**Das sind die nicht essenziellen Aminosäuren:**
Alanin, Arginin, Asparaginsäure, Asparagin, Cystein, Glutamin, Glutaminsäure, Glycin, Histidin, Prolin, Serin und Tyrosin.

Ich habe die wichtigsten Aminosäuren und ihren Gehalt in Nahrungsmitteln zusammengestellt. So gewinnen Sie schnell einen Überblick darüber, welche Lebensmittel für Ihren Körper besonders wertvoll sind. Ich habe diese Informationen auf der Website aminosäure.org gefunden (http://aminosäure.org/nahrungsmittel-mit-hohem-aminosaeurengehalt/). Die Angaben sind in Prozent, damit sie einfach zu lesen und zu interpretieren sind. Ein 100-grämmiges Rumpsteak (mageres Muskelfleisch ohne Fett) enthält beispielsweise 22 % Gesamtprotein und darin sind 1,54 % = 1,54 g L-Arginin enthalten. Wer sich also ein ordentliches 200 Gramm schweres Rumpsteak gönnt, nimmt unter anderem 3,08 g L-Arginin zu sich – mehr als die Hälfte des Tagesbedarfs (5 g) an L-Arginin, den man über die Nahrung zu sich nehmen sollte.

**Rumpsteak**
- Arginin: 1,54%
- Cystein und Methionin: 0,93%
- Glutamin und Glutaminsäure: 4,13%
- Histidin: 0,85%
- Tryptophan: 0,29%
- Gesamtgehalt an Protein: 22,0%

**Schweinesteak**
- Arginin: 1,52%
- Cystein und Methionin: 1,02%
- Glutamin und Glutaminsäure: 3,91%
- Histidin: 0,99%
- Tryptophan: 0,30%
- Gesamtgehalt an Protein: 22,0%

**Schinken** (Schwein)
- Arginin: 1,2%
- Cystein und Methionin: 0,75%
- Glutamin und Glutaminsäure: 3,54%
- Histidin: 0,78%
- Tryptophan: 0,23%
- Gesamtgehalt an Protein: 18,0%

**Camembert**
- Arginin: 0,9%
- Cystein und Methionin: 0,8%
- Glutamin und Glutaminsäure: 5,18%
- Histidin: 0,78%
- Tryptophan: 0,37%
- Gesamtgehalt an Protein: 23,5%

**Hering**
- Arginin: 1,18%
- Cystein und Methionin: 0,9%
- Glutamin und Glutaminsäure: 3,23%
- Histidin: 0,52%
- Tryptophan: 0,21%
- Gesamtgehalt an Protein: 18,2%

**Würstchen aus der Dose**
- Arginin: 0,9%
- Cystein und Methionin: 0,56%
- Glutamin und Glutaminsäure: – %
- Histidin: 0,35%
- Tryptophan: 0,13%
- Gesamtgehalt an Protein: 13,0%

**Lammsteak**
- Arginin: 1,39%
- Cystein und Methionin: 0,7%
- Glutamin und Glutaminsäure: 3,05%
- Histidin: 0,60%
- Tryptophan: 0,82%
- Gesamtgehalt an Protein: 12,8%

**Hühnerei**
- Arginin: 0,89%
- Cystein und Methionin: 0,76%
- Glutamin und Glutaminsäure: 1,81%
- Histidin: 0,33%
- Tryptophan: 0,23%
- Gesamtgehalt an Protein: 12,9%

**Walnuss**
- Arginin: 2,09%
- Cystein und Methionin: 0,47%
- Glutamin und Glutaminsäure: 3,96%
- Histidin: 0,36%
- Tryptophan: 0,17%
- Gesamtgehalt an Protein: 14,4%

**Ganze Haferflocken**
- Arginin: 0,87%
- Cystein und Methionin: 0,63%
- Glutamin und Glutaminsäure: 3,08%
- Histidin: 0,30%
- Tryptophan: 0,19%
- Gesamtgehalt an Protein: 12,5%

Bei dieser Auflistung sollten Sie beachten, dass wir vom Anteil Aminosäuren in rohen Lebensmitteln sprechen. Gebratene und insbesondere gekochte Lebensmittel verlieren während der Zubereitung einen Teil ihrer wertvollsten Inhaltsstoffe, darunter Aminosäuren und Vitamine. Der Anteil an Aminosäuren in Lebensmitteln ist nicht zu vergleichen mit Nahrungsergänzungspräparaten, die solche enthalten. Die Zusammensetzung von Pillen oder Pülverchen ist in den meisten Fällen genau so gewählt, dass man damit ein bestimmtes Ziel erreichen kann. Das bringt uns direkt zur nächsten Frage: Ist es für Sportler sinnvoll, Nahrungsergänzungsmittel einzunehmen?

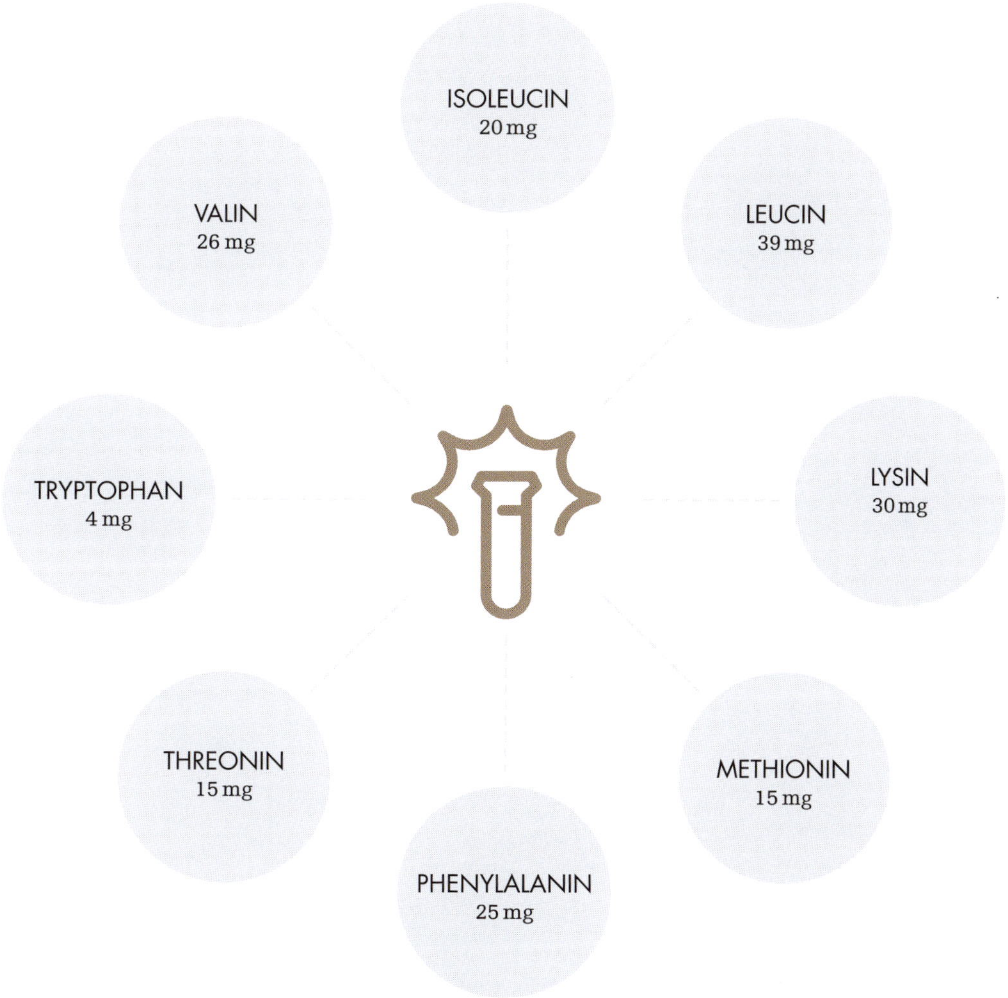


Das sind die essenziellen Aminosäuren (Angaben pro kg Körpergewicht) , die nicht vom Körper hergestellt werden können. Sie sollten sie durch die Ernährung ausreichend zu sich nehmen.

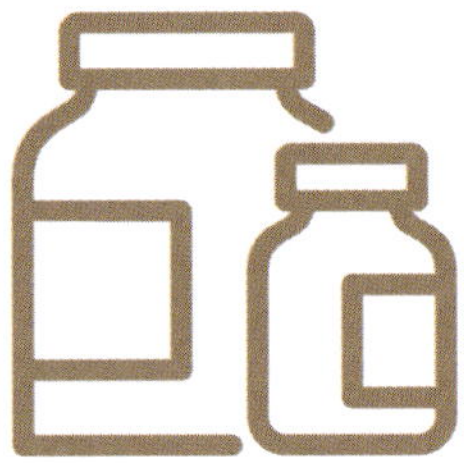

KAPITEL 17

# Braucht ein Sportler Nahrungsergänzungsmittel?

Diese Frage ist für mich nicht einfach zu beantworten. Zu diesem Thema kursieren so viele Meinungen, wie es Produkte auf dem Markt gibt. Und das sind sehr, sehr viele. Ich habe etliche Fachberichte gelesen und lange nach der «richtigen» Antwort gesucht. Dabei bin ich auf die Aussagen von Prof. Dr. Ingo Froböse gestossen, der sich in seinem Buch «Strongfood» dieser Thematik widmet. Seine Erläuterungen sind interessant und stimmen ziemlich genau mit meiner Meinung überein.

Ich spreche mich grundsätzlich eher für Nahrungsergänzungspräparate aus. Aber nur, wenn sie äusserst hochwertig sind und das geringstmögliche Dopingrisiko mit sich bringen. Um jegliches Dopingrisiko auszuschliessen, empfehle ich unbedingt den Check auf der Website von antidoping.ch oder der Kölner Liste (https://www.koelnerliste.com). Von Produkten, die auf diesen Plattformen nicht gelistet, beziehungsweise getestet worden sind, rate ich ab. Solche «verunreinigten» Nahrungsergänzungsmittel stellen für Sportler – insbesondere für Wettkampfsportler – ein kaum zu kontrollierendes Dopingrisiko dar.

Während intensiven Trainings- oder Wettkampfphasen sind Nahrungsergänzungsmittel oft der einzige Weg, um den Körper schnell und umfassend mit den notwendigen Makronährstoffen zu versorgen. Weil er nur so seine Höchstleistungen abrufen kann. Sonst fehlen der Körperstadt schlichtweg der Treibstoff und die nötigen Baustoffe. Hier sind Nahrungsergänzungsmittel für mich sinnvoll. Sie können auch phasenweise hilfreich sein, wenn beispielsweise eine reguläre Mahlzeit nicht möglich ist. Auf dem Markt ist eine Reihe von angeblich leistungssteigernden Präparaten erhältlich. Das sind in der Regel sogenannte endogene Substrate, also Stoffe, die der Körper auch selbst produzieren kann.

«Nicht alle Produkte, die angepriesen werden, sind notwendig oder sinnvoll.»[117]

Beispiele für diese endogenen Präparate sind L-Carnitin, Kreatin, Taurin und Koffein. Es fällt mir auf, dass diese Stoffe oft so dosiert sind, dass sie das normale Mass komplett überschreiten. Dessen ist sich der Konsument aber nur selten bewusst. Diese unkontrollierte Einnahme ist nicht nur unnötig teuer, sondern teilweise auch fahrlässig und gesundheitsschädlich. Eine Überdosierung von Eisen beispielsweise kann das Immunsystem schädigen und im Körper für ein unkontrolliertes Bakterienwachstum sorgen. Kreatin wird sicher zurecht eine positive Wirkung auf Kurzzeitleistung und Maximalkraft nachgesagt. Über einen kurzen Zeitraum hinweg, gezielt vor Wettkämpfen und für bestimmte Sportarten ist die Einnahme durchaus sinnvoll. Kreatin kann aber auch zu starken Wassereinlagerungen im Körper führen, zu Muskelkrämpfen oder Erbrechen. Vor allem dann, wenn es überdosiert und unkontrolliert eingenommen wird. Bei diesen Produkten darf man nie vergessen, dass man sie keinesfalls über eine längere Zeit einnehmen sollte. Sonst fährt der menschliche Organismus die eigene Produktion dieses Stoffes zurück, verursacht so einen Mangel und der Teufelskreis beginnt, indem man wieder auf künstliche Präparate zurückgreifen muss.

Mein Fazit: Im Spitzensport sind während intensiven Trainings- und Wettkampfphasen Nahrungsergänzungsmittel oft die beste Möglichkeit, den Bedarf an wichtigen Nährstoffen zu decken. Sie müssen jedoch zielfördernd und punktgenau eingesetzt werden. In ruhigen Phasen muss der Fokus wieder auf natürliche Quellen gelegt werden, denn die schmecken nicht nur besser, sie sind auch garantiert sauber.[118]

KAPITEL 18

# Auswärts essen: Darauf sollten Sie achten

Die Hektik in unserem Leben ist oft eine der Hauptursachen für Übergewicht oder Mangelernährung. Viele von uns sind beruflich dauernd auf Achse und stehen nicht selten unter Zeitdruck. Das Essen wird zum notwendigen Übel. Wir essen erst etwas, wenn uns vor lauter Unterzuckerung schon fast schwarz vor Augen wird oder wenn wir uns kaum mehr konzentrieren können. Vor lauter Heisshunger stürzen wir uns dann auf irgendetwas Essbares, ohne darüber nachzudenken, was es genau ist und was es unserem Körper bringt. Wenn wir unterwegs sind, ist es sehr viel schwieriger, unseren Ernährungsplan im Griff zu haben. Auswärts essen wir oft mehr als geplant, denn Mensen, Kantinen und Restaurants servieren relativ energiereiche Gerichte.

«Vorsicht bei der Auswahl in Mensen, Kantinen und Restaurants.»

Wir essen auf die Schnelle nicht nur minderwertige Qualität, sondern auch zu wenig gute Nährstoffe. Am besten entscheidet man sich früh genug, was man mittags oder abends auswärts essen möchte. Je besser man plant, desto einfacher kann man bösen Überraschungen aus dem Weg gehen.

**Hierzu ein paar nützliche und einfache Tipps:**

- Überlegen Sie sich zuerst, was Sie essen möchten, und erst dann, wo Sie essen wollen.
- Viel trinken vor und während des Essens macht satt und sorgt dafür, dass Sie kleinere Mengen essen.
- Finger weg vom Brot! Gewöhnen Sie sich diese Unsitte ab. Sonst nehmen Sie schon vor dem Essen eine üppige Energiebombe zu sich, die meist noch von schlechter Kohlenhydrat- und Fettqualität ist.

- Wählen Sie eine kalorienarme Vorspeise – eine leichte Suppe oder einen Salat mit Essig und (wenig) Öl. Meiden Sie Salatsaucen. Die sind in Restaurants oft sehr kalorienreich.

- Beim Hauptgang sollte etwas Proteinreiches auf Ihrem Teller liegen. Geflügel oder gegrillter Fisch ist eine gute Lösung. Auch ein gebratenes Rumpsteak ist eine ideale Nährstoffquelle, wohingegen der fette Schweinebraten oder das Voressen in Kantinen ungünstig ist. Für Fleischverweigerer eigenen sich Hülsenfrüchte, Soja oder Tofu.

- Vermeiden Sie frittierte und panierte Lebensmittel – selbst, wenn unter der Panade Gemüse steckt. Setzen Sie lieber auf Fleisch, Geflügel oder Fisch, möglichst gegrillt und naturbelassen. Dazu gedünstetes Gemüse und beispielsweise gekochte Kartoffeln oder Salat.

- Beilagen müssen nicht zwingend sein. Insbesondere Sättigungsbeilagen wie Pommes frites oder Bratkartoffeln kann man getrost weglassen und stattdessen gegrilltes Gemüse bestellen. So sparen Sie viele Kalorien und werden trotzdem satt. Wenn es nicht ohne Beilage geht, dann bestellen Sie gekochte Kartoffeln oder Reis, am besten in der Vollkornvariante.

- Pasta ist nicht gleich Pasta: Wählen Sie die leichte Variante mit Tomatensauce – beispielsweise Spaghetti pomodoro oder Penne all'arrabbiata. Vermeiden Sie Kalorienbomben wie Carbonara- oder Gorgonzolasaucen.

- Eine Pizza ist und bleibt kein kalorienarmes Essen. Wenn Sie sich ab und zu eine gönnen wollen, dann fragen Sie doch nach einer Pizza leggero. Sie kommt ohne Tomatensauce und Mozzarella, nur mit Gemüse und Parmesan belegt.

- Bleiben Sie beim Essen achtsam. Das Sättigungsgefühl tritt schneller ein, wenn Sie langsam und bewusst essen und kauen. So vermeiden Sie, dass Sie zu viel essen. 80 % Sättigung reichen in der Regel aus. Dann fällt Ihnen das Arbeiten am Nachmittag oder das Schlafen nach dem «Znacht» viel leichter als mit einem übervollen Magen.

- Desserts sind natürlich verführerisch. Eine Kugel Glacé ist im Vergleich zum «Schoggimousse» oder dem Tiramisù eine passable Alternative. Auch eine kleine Käseplatte ist eine tolle Lösung – und ein Proteinlieferant. Irgendwann reduziert sich beim Käseliebhaber sogar der Heisshunger auf Schokolade. Achten Sie auch beim Dessert auf gute Qualität, und geniessen Sie es dann aber ganz ohne Reue.

Haben Sie keine Angst davor, auswärts oder unterwegs zu essen. Planen Sie Ihr Essen gut und halten Sie Ihre Vorsätze ein. Dann können Sie sich in fast jeder Kantine oder Mensa, in praktisch jedem Restaurant und sogar in Raststätten vernünftig verpflegen. Ich betrachte das jeweils als wertvolle Gelegenheit, um mich in Selbstdisziplin zu üben.[119]

Wenn Sie Sportler sind und Ideen oder Rezepte für eine gute Ernährung brauchen, dann empfehle ich Ihnen wärmstens das «Strongfood»-Kochbuch von Ingo Froböse. Ein grosser Teil meiner Aussagen zum Thema Ernährung basieren auf diesem Buch. Es ist für Laien verständlich und wissenschaftlich untermauert. Es beinhaltet weder neue Diätformen noch alte Guruthesen, sondern beschränkt sich auf einfache und nachvollziehbare Fakten.

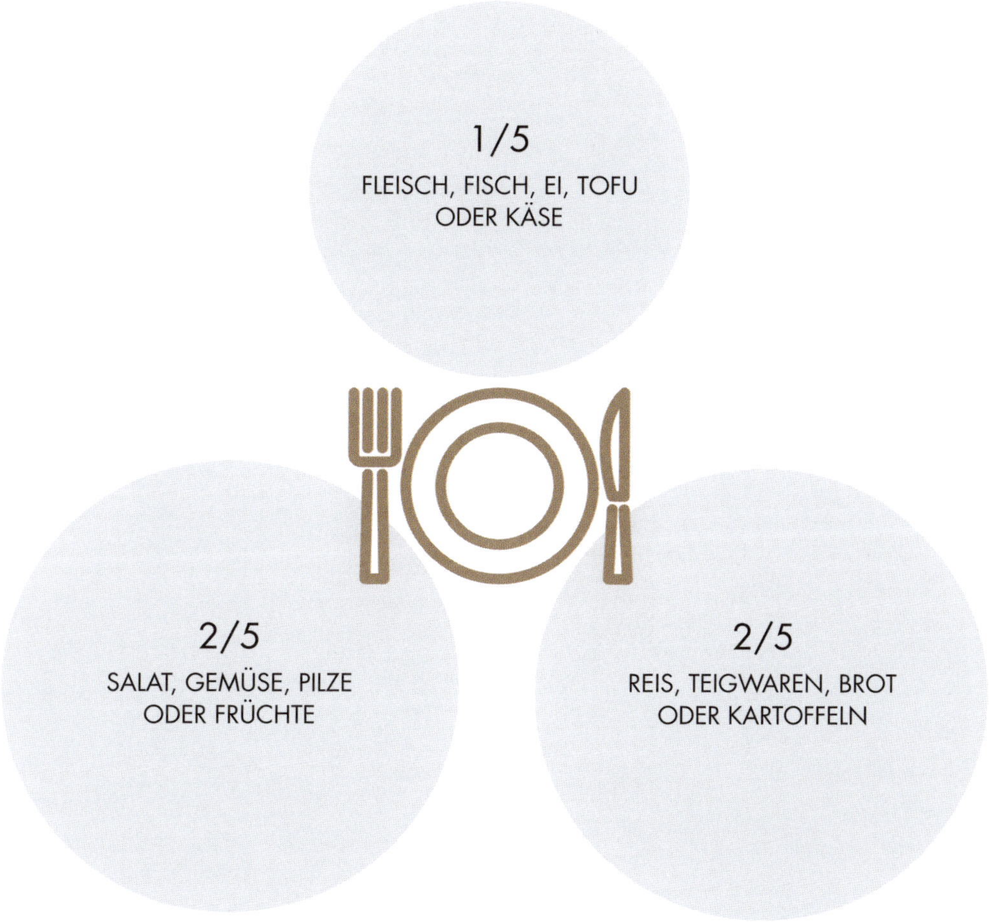


Der optimale Teller zeigt einerseits die Lebensmittel, aus denen sich eine vollständige Mahlzeit zusammensetzt, und andererseits stellt er das Verhältnis dar, in denen jedes dieser Lebensmittel auf den Teller kommen sollte, damit die Mahlzeit ausgewogen ist.

KAPITEL 19

# Fitness ist Disziplin und Spass am Resultat

Ich hoffe, dass ich Ihnen in den letzten Kapiteln aufzeigen konnte, dass Erfolg nicht von ungefähr kommt. Sie werden Ihre Ziele nur erreichen, wenn viele verschiedene Puzzleteilchen zusammenpassen. Wenn Sie in Ihrem Leben nachhaltig etwas verändern möchten, sollten Sie ein Profil von sich selbst erstellen. Beurteilen Sie Ihre Lebenssituation, aber auch Ihre körperliche und psychische Verfassung ehrlich. Dann werden Sie erkennen, aus welchem Holz Sie geschnitzt sind. Setzen Sie sich ein klares Ziel und verfolgen Sie es mit möglichst viel Selbstdisziplin. Das ist die Grundvoraussetzung für Ihren persönlichen Erfolg. Um mental stärker zu werden, müssen Sie sich immer wieder aufopfern und sich manchmal auch etwas versagen. Sie werden staunen, wie diszipliniert und willensstark Sie sein können, wenn Sie sich weigern aufzugeben.

Um körperlich fit zu werden und es dann auch zu bleiben, müssen Sie ein Leben lang Eigenverantwortung und Willenskraft aufbringen. Das Schöne an körperlicher Fitness ist, dass sie sich selbst schon wie eine Belohnung anfühlt. Und zwar nicht nur dann, wenn Sie am Sporttreiben sind, sondern auch in der restlichen Zeit. Wenn Sie ein langes, gesundes und glückliches Leben führen wollen, fit und körperlich für alles gewappnet, gibt es keine Ausrede: Sie kommen nicht darum herum, sich regelmässig sportlich zu betätigen. Aber glücklicherweise müssen Sie nicht den Aufwand eines Olympioniken, Schwingers oder Ironman-Gewinners betreiben, um sich körperlich wohlzufühlen. Sportliche Übungen und ein körperliches Training, eingebettet in Ihre tägliche Routine, reichen. Schon kleine Modifikationen Ihrer Lebensweise lassen Sie körperlich fitter und resistenter werden.[121] Aber wie merkt man eigentlich, ob der eigene Körper tatsächlich fit ist?

> «Mentale Stärke ist ein Zustand, den man als Charakter in Action bezeichnen könnte.»[120] Vince Lombardi

Oft neigen wir dazu, uns mit anderen Menschen im Kurs oder im Fitnessstudio zu messen und zu vergleichen. Wir vergessen dabei, dass es einen grossen Unterschied gibt zwischen Fitness und Sport: Im Sport wird Leistung gemessen. Wie weit fliegt der Speer, wie viele Tore schiesst die Fussballmannschaft, welcher Schwinger legt den anderen aufs Kreuz? Es gibt immer Gewinner und Verlierer.

Bei der körperlichen Fitness ist das anders: Sie wird subjektiv wahrgenommen und hängt direkt mit dem persönlichen Wohlbefinden zusammen. Deshalb kann ich Ihnen nicht genau vorgeben, wie viel Zeit Sie in Ihr Training investieren müssen. Das hängt stark von Ihrer persönlichen, ehrlichen und realistischen Selbsteinschätzung und von Ihren Zielen ab.

Fitness ist Disziplin und Spass am Resultat

Fitnessexperten sind sich einig, dass ein Mensch 200 bis 300 Minuten pro Woche trainieren muss, um sein körperliches Wohlbefinden aufs absolute Maximum zu bringen. Das heisst konkret: Sie müssten dafür fünf- bis siebenmal pro Woche jeweils zwischen 30 und 60 Minuten trainieren.[122] Schockiert Sie dieser Zeitaufwand? Sie haben mein vollstes Verständnis! Ich gehe auch davon aus, dass dieses tägliche Training für viele schlichtweg nicht machbar ist. Denken wir zum Beispiel an eine berufstätige Mutter mit drei Kindern, die ohnehin wie ein Topmanager ausgelastet ist. Würde ich die Aussagen der Fitnessexperten so stehen lassen, würde diese Mutter das Training vermutlich gleich komplett bleibenlassen. Und das will ich unbedingt vermeiden!

Lassen Sie mich deshalb ein paar Dinge relativieren: Ihr Erfolg ist nicht ausschliesslich von der Dauer des Trainings abhängig. Faktoren wie Effizienz und Regelmässigkeit sind mindestens so wichtig. Ich weiss aus meiner langjährigen Erfahrung, dass Sie mit dreimal 30 bis 40 Minuten Training pro Woche (zum Beispiel immer montags, mittwochs und freitags) tolle Ergebnisse erzielen können. Ich trainiere selbst seit Jahren so! Aber während diesen 30 bis 40 Minuten konzentriere ich mich voll und ganz auf die Arbeit mit meinem Körper. Ich vergeude nicht zuerst 10 Minuten, bis ich weiss, wie ich trainieren will. Und Plaudern zwischendurch liegt auch nicht drin. Ich trainiere nach meinem Plan, konzentriert und mit vollem Einsatz. Wie so ein Plan aussehen kann, erfahren Sie im nächsten Kapitel. Ich stelle immer wieder fest, dass jene, die zweimal pro Woche 60 Minuten mit einem Personal Trainer arbeiten, tolle Fortschritte machen. Der Grund ist ganz einfach: Diese Menschen können ihre Trainingsplanung einem Profi überlassen, der sich auch um die Intensität der Übungen kümmert. So wird die Effizienz von Mal zu Mal gesteigert. Aber keine Angst: Mit Eigenverantwortung können Sie das auch alleine schaffen! Vorausgesetzt es gelingt Ihnen, Ihr Training fix in Ihren Alltag einzubauen.

Die beste Zeit für sportliche Aktivitäten ist der Morgen. Das habe ich in all den Jahren mit meinen Klienten gelernt. Wer morgens schon vor der Arbeit trainiert, integriert dieses Training schneller und dauerhafter in sein Leben. Dagegen fühlen sich jene, die ihr Training auf später oder in den Feierabend schieben, oft zu müde, um es wirklich noch anzugehen. Oder sie müssen noch andere Dinge erledigen und haben dann plötzlich keine Zeit mehr. Auf dieser «Wenn ich Zeit habe»-Insel werden Sie immer wieder Ausreden finden, aber garantiert keine körperliche Fitness. Man braucht eine ungeheure Disziplin, um Sport zur Routine werden zu lassen. Das wird Ihnen leichter fallen, wenn Sie morgens zeitig aufstehen und den Tag mit einem Training beginnen.[123]

Sie werden von sich selbst überrascht sein: Noch bevor Sie ganz wach sind, haben Sie Ihre Sportsachen angezogen und joggen durchs Quartier. Bis Sie realisieren, was Sie gerade tun, haben Sie Ihre Sporteinheit schon zur Hälfte hinter sich. Ihre Herzfrequenz steigt, Ihre Lungen arbeiten kräftig und Sie fühlen sich gut. Wenn Menschen morgens von einem Lauf oder einem anderen Training zurückkommen, lächeln sie zufrieden. Das liegt am Trainingseffekt, der nach dem Sport noch bis zu 30 Minuten andauert. Das Gehirn schüttet Endorphine aus, man fühlt sich beschwingt und das Gehirn arbeitet effizienter. Es ist nämlich erwiesen, dass Menschen, die gleich nach dem Aufstehen einer aeroben sportlichen Aktivität nachgehen, den ganzen Tag über klüger, kreativer und intelligenter agieren. Sie erreichen tatsächlich höhere Werte bei Intelligenztests und sind ideenreicher. Der Grund dafür liegt auf der Hand: Diese frühe Sporteinheit transportiert mit Sauerstoff angereichertes Blut in die Grosshirnrinde. Diesen Teil des Gehirns benutzen wir zum Denken, zum Analysieren und um Entscheidungen zu fällen. All das wird Ihnen viel leichter fallen, wenn Sie hellwach und aufmerksam in den Tag starten. Aber der Frühsport hat noch mehr Vorteile: Ihr Körper verbrennt den ganzen Tag über weiterhin Kalorien. Sie nehmen also nach dem Training über mehrere Stunden hinweg ab. Gleichzeitig werden Sie mehr Appetit auf natürliche und gesunde Lebensmittel haben, und weniger auf Süsses oder Desserts.[125]

«Überlisten Sie sich selbst. Legen Sie Ihre Sportsachen direkt nebens Bett, damit Sie beim Aufstehen regelrecht darüber stolpern.»[124]

Machen Sie das Training zu einem fixen Bestandteil Ihrer Lebensweise. Das wird Ihnen wahrscheinlich am leichtesten fallen, wenn Sie regelmässig an Fitnesskursen teilnehmen oder Ihr persönliches Programm in einem Sportstudio absolvieren. Wenn es Ihr Budget zulässt, rate ich Ihnen, mit einem Personal Trainer zusammenzuarbeiten, der mit Ihnen zwei bis dreimal pro Woche ein auf Sie abgestimmtes Programm absolviert. Sie werden zuverlässiger Sport machen, wenn jemand auf Sie wartet. Sei das eine Kursleiterin oder ein Personal Trainer, der Ihre Fortschritte überwacht. Grundsätzlich sind Leute, die einen Personal Trainer an ihrer Seite haben, sehr zufrieden mit ihren Resultaten. Wenn man sich gegenüber einem Trainer verantworten muss, dann trainiert man härter als alleine.[126]

Fitness ist Disziplin und Spass am Resultat

Ob mit Personal Trainer oder ohne: Körperliche Fitness und ein regelmässiges Training erfordern ein wirklich hohes Mass an Selbstdisziplin. Längst nicht alle Menschen sind im Stand, in einen solchen Trainingsplan einzusteigen und ihn durchzuziehen. Alles, was Sie regelmässig tun, wird für Sie zur Gewohnheit – sei es eine gute oder eine schlechte. Leider haben es sich viele Leute abgewöhnt, regelmässig Sport zu treiben. Zum Glück ist es nie zu spät, schlechte Gewohnheiten abzulegen. Sie können jederzeit beschliessen, körperlich fit zu werden, und jetzt sofort die Entscheidung fällen, sich irgendeine Art von körperlicher Aktivität zur Gewohnheit zu machen. Finden Sie heraus, ob Sie die Willenskraft und die Disziplin aufbringen, um Ihren Plan in die Tat umzusetzen.[127] Wieso nicht schon heute?

Fangen Sie gar nicht erst mit Ausreden an, und zähmen Sie Ihren inneren Schweinehund. «Der innere Schweinehund ist ursprünglich etwas Positives», meint die Schweizer Sportpsychologin Romana Feldmann, «er spart Energie für das, was wichtig ist.» Früher hätte man nur mit genügend Energie erfolgreich gejagt. Aber heute sei der innere Schweinehund nicht mehr überlebenswichtig. Deshalb werde sein Hang zur Bequemlichkeit oftmals zum Hindernis.[128]

«Falls Sie Zweifel haben, ob Sie die Selbstdisziplin wirklich aufbringen können, möchte ich Ihnen hier eine schöne und motivierende Geschichte erzählen.»

In einem Seniorenheim lebte vor einigen Jahren eine 68-jährige Frau, die sich nie gross Gedanken um sportliche Aktivitäten gemacht hatte. Früher hat sie hart gearbeitet, ihre Kinder grossgezogen, war Grossmutter geworden und jetzt lebt sie in einer komfortablen Seniorenresidenz. Eines Tages sah sie im Fernseher eine Sendung übers Joggen. Im Rahmen dieser Sendung wurden mehrere Marathonläufer zwischen 50 und 70 Jahren interviewt. Einige von ihnen hatten erst spät im Leben mit dem Laufen begonnen. Daraufhin beschloss die 68-jährige Frau, dass auch sie an einem Marathonlauf teilnehmen wollte. Sie fuhr zu einem Geschäft in der Nachbarschaft und kaufte sich Schuhe zum Gehen und Laufen. Noch am selben Tag spazierte sie damit durch ihr Quartier. In den darauffolgenden Wochen legte sie immer grössere Distanzen zurück. Sie kaufte sich Bücher und fragte Profis, wie sie trainieren und ihre Beine fürs Laufen fitmachen konnte. Nach zwei Monaten begann sie, während ihres täglichen Spaziergangs ein wenig zu joggen. Nach sechs Monaten wurde aus dem leichten joggen ein richtiges Laufen und am Ende des ersten Jahres absolvierte sie einen Minimarathon. Als sie 75 Jahre alt war, hatte sie bereits zehn Marathonläufe über die volle Distanz von 42,2 Kilometern hinter sich und zwei Cross-Country-Marathonläufe über eine Distanz von je 80 Kilometern absolviert. Das Bemerkenswerteste daran ist: Vor ihrem 68. Geburtstag ging diese Dame nicht ein einziges Mal joggen.

Was war nochmal Ihre Ausrede? Wenn diese Seniorin mit dem Trainieren anfangen kann, warum können Sie es dann nicht auch? Ein regelmässiges, körperliches Training ist der beste Garant für ein langes und glückliches Leben, das Sie wach und voller Energie geniessen können. Wenn Sie sich in Selbstdisziplin und Willenskraft üben, um ein hohes Niveau an körperlicher Fitness zu erreichen und zu erhalten, werden Sie sich wirklich gut fühlen.[129]

## Zehn wichtige Punkte für Ihren Trainingserfolg[130]

1 Ich mache einen Deal mit mir selbst: Ab sofort werde ich mich mehr bewegen, weniger rauchen oder gesünder essen. Ich verfolge dieses Ziel aus innerer Überzeugung und nicht, weil der Arzt es mir geraten hat.

2 Ich analysiere meine Situation kritisch und setze mir ein realistisches Ziel. Dabei vergesse ich die Zwischenziele nicht, damit ich meinen Trainingserfolg immer wieder überprüfen kann.

3 Ich schreibe meine Ziele auf und hänge sie zu Hause prominent an die Wand.

4 Erfolg ist planbar! Ich definiere, wie viele Trainingseinheiten ich pro Woche brauche und wann diese stattfinden. Ich schreibe sie als Pflichttermine in die Agenda und stelle mich auf ein gutes Training ein.

5 Ich sage mir jeden Morgen, was ich heute erreichen will.

6 Ich lasse mich jederzeit auf ein Gespräch mit meinem inneren Schweinehund ein, falls er sich zu Wort meldet. Ich mache ihm klar, was mein Ziel ist und dass ich es unaufhaltsam verfolgen werde.

7 Ich lasse mich nicht ablenken. Weder vom bequemen Sofa noch von der Quartierbeiz. Ich lenke meine Aufmerksamkeit bewusst aufs Training.

8 Motivierende Musik bringt mich für jedes Training in die passende Stimmung.

9 Ich trainiere mit einem Trainingspartner, das erhöht meine Motivation.

10 Ich beginne schrittweise und arbeite mich langsam zu meinem Ziel hin. Ich stelle mich darauf ein, dass ich mehrere Wochen trainieren muss, bevor ich einen Unterschied bemerke. Ich bin geduldig, hartnäckig, entschlossen und ziehe meinen Trainingsplan durch.

KAPITEL 20

# Tipps für den persönlichen Trainingsplan

Sie haben in diesem Buch erfahren, dass Sie für einen soliden Muskelaufbau richtig essen und mit der entsprechenden Intensität trainieren müssen. Und dass Sie die Regeneration keinesfalls vernachlässigen sollten. Basierend auf diesen Erkenntnissen erkläre ich Ihnen in diesem Kapitel, wie Sie für sich einen sinnvollen Trainingsplan erstellen können. Sie ahnen es schon: Es gibt keine Universalmethode, die für alle perfekt passt. Mit Achtsamkeit und Selbstdisziplin werden Sie Ihre eigene Methode finden. Dieses Beispiel soll Ihnen als Starthilfe und Checkliste dienen und Ihnen aufzeigen, dass es nicht so schwierig ist, sein Training für ein ganzes Jahr zu planen.

## Schritt 1 — Die Jahresplanung

Nachdem Sie Ihre Ausgangslage analysiert und sich ein realistisches Ziel gesetzt haben, sollten Sie kleinere Unterziele definieren. Nehmen wir an, Sie möchten in einem Jahr 10% Körperfett verlieren. Das ist Ihr Neujahrsvorsatz und Sie wollen gleich in der ersten Januarwoche mit dem Training starten. Sie haben also 52 Wochen Zeit, um Ihr Ziel zu erreichen.

### Definieren Sie folgende Punkte:

- Wie viele dieser 52 Wochen werde ich effektiv für mein Training nutzen können (abzüglich Ferien, Geschäftsreisen usw.)?
- Wann werden diese Unterbrüche stattfinden?

Tragen Sie diese Erkenntnisse anschliessend in eine Zeitachse ein, damit Sie sehen, in welchen Wochen Sie effektiv trainieren können.

**Erstes Halbjahr**

| Kalenderwochen | 1 | 2 | 3 | 4 | 5 | 6 | 7 | 8 | 9 | 10 | 11 | 12 | 13 | 14 | 15 | 16 | 17 | 18 | 19 | 20 | 21 | 22 | 23 | 24 | 25 | 26 |
|---|---|---|---|---|---|---|---|---|---|---|---|---|---|---|---|---|---|---|---|---|---|---|---|---|---|---|
| Absenzen | | | | | | | | ■ | | | | | | | | | | | ■ | ■ | | | | | | |

**Zweites Halbjahr**

| Kalenderwochen | 27 | 28 | 29 | 30 | 31 | 32 | 33 | 34 | 35 | 36 | 37 | 38 | 39 | 40 | 41 | 42 | 43 | 44 | 45 | 46 | 47 | 48 | 49 | 50 | 51 | 52 |
|---|---|---|---|---|---|---|---|---|---|---|---|---|---|---|---|---|---|---|---|---|---|---|---|---|---|---|
| Absenzen | | ■ | | | | | | | | | | | | ■ | ■ | | | | | | | | | | | |

Als Nächstes geht es darum, eine Periodisierung über alle Trainingswochen zu legen. Das bedeutet, dass Sie die Art des Trainings in unterschiedlichen Abständen verändern. Unser Organismus gewöhnt sich schnell an ständig wiederkehrende Belastungen, dadurch verändert er sich mit der Zeit nicht mehr so, wie wir das möchten. Sie werden zwar nicht schlechter, wenn Sie immer mit demselben Programm trainieren, aber auch nicht mehr viel besser. Zudem kann eine einseitige Trainingsbelastung zu Ungleichgewicht in der Skelettmuskulatur führen und das wirkt sich längerfristig negativ auf Ihre Gesundheit aus.

Und last but not least: Ein abwechslungsreiches Training macht deutlich mehr Spass, ist motivierender und gesünder.

**Die Aufbauphase**

Diese Phase hat zum Ziel, Ihre Muskulatur wieder in Schwung zu bringen und aufzubauen.

**Die Festigungsphase**

In dieser Phase geht es darum, die neugewonnene Muskulatur neuromuskulär zu erschliessen. Das bedeutet, sie stark zu machen und ihr Leben einzuhauchen.

**Die Regenerationsphase**

In dieser Phase geben Sie den passiven Strukturen (den Sehnen und Bändern) Zeit, um sich der neu gewonnenen Muskelkraft anzupassen. Diese Adaptionsvorgänge brauchen immer etwas mehr Zeit. In der Regenerationsphase werden die Intensität und der Umfang des Trainings reduziert. In der Regel üben Sie dann neue Trainingstechniken, die in der Aufbau- und/oder Festigungsphase der nächsten Periode zum Zug kommen.

**Ein möglicher Schlüssel für die Aufteilung der Periodisierungsphasen kann so aussehen:**

| 12 Wochen Aufbauphase | 6 Wochen Festigungsphase | 2 Wochen Regenerationsphase |
|---|---|---|

Versuchen Sie nun, die Periodisierung in Ihre Zeitachse einzutragen und berücksichtigen Sie dabei Ferien, Geschäftsreisen und ähnliche Absenzen. Legen Sie wenn möglich die Regenerationswochen auf diese Zeitfenster.

**Erstes Halbjahr**

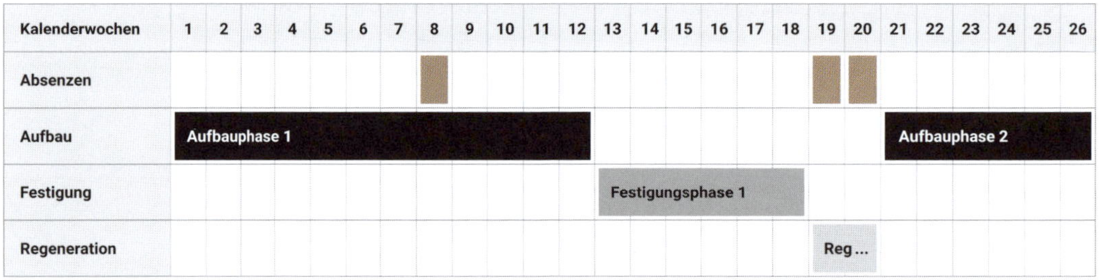


**Zweites Halbjahr**

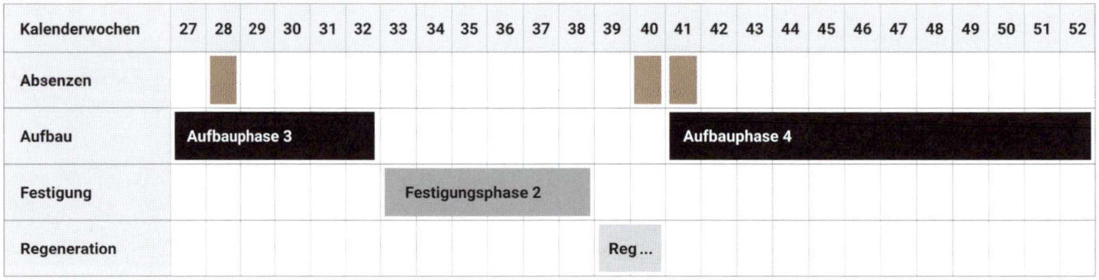

«Eine strukturierte Trainingsplanung, ist für mich eine Voraussetzung, um im entscheidenden Moment mein Bestes zu geben.» Remo Käser

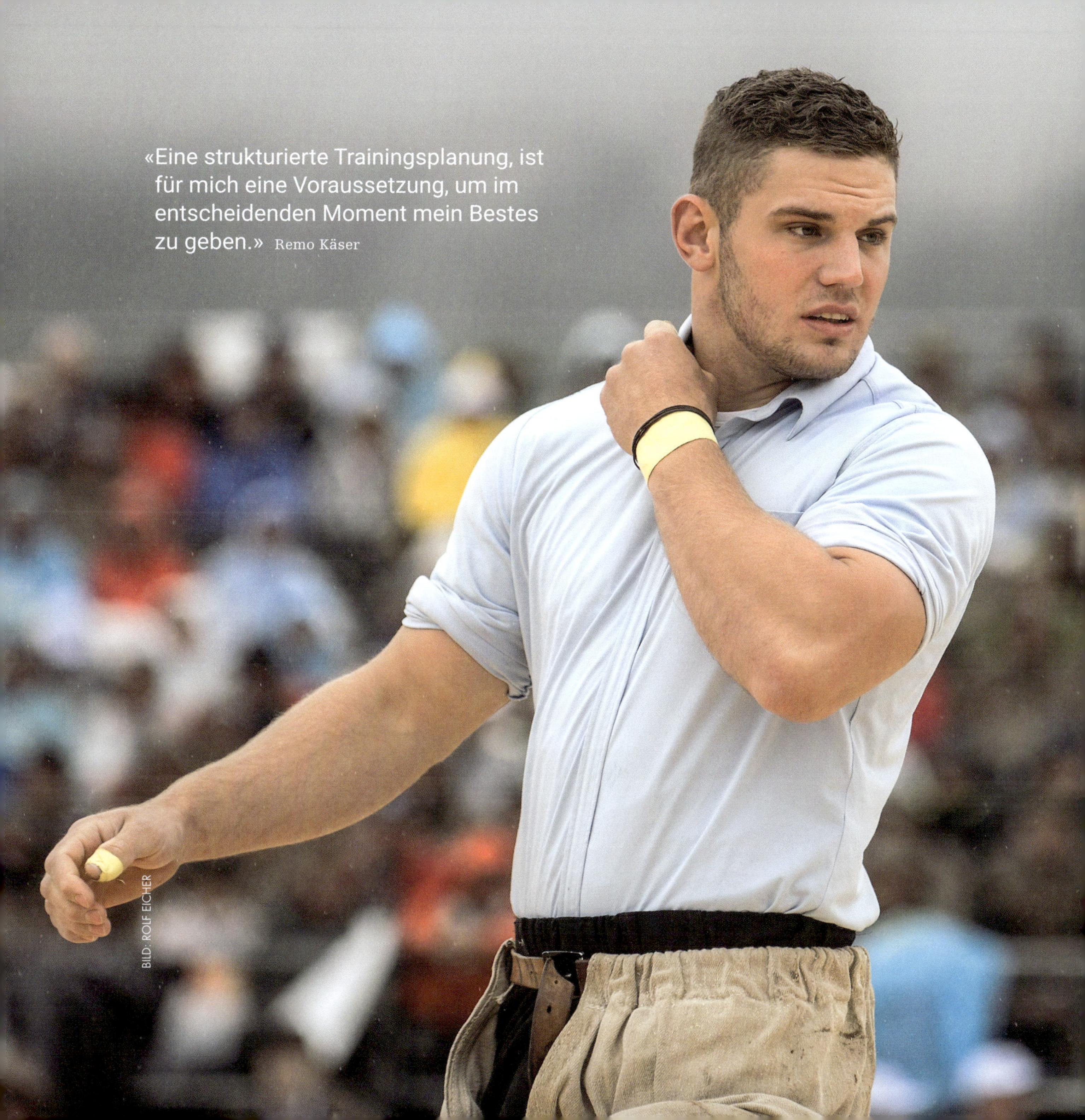

BILD: ROLF EICHER

### Schritt 2 — Die Monatsplanung

Um das Training so vielfältig wie möglich zu gestalten, sollten Sie während den einzelnen Perioden mit der Intensität und dem Umfang der Belastung variieren. So provozieren Sie, dass Ihr Organismus möglichst stark auf das Training reagiert. Eine gängige Monatsperiodisierung ist der 3:1-Rhythmus: Während den ersten drei Wochen steigern Sie von Woche zu Woche stetig die Intensität und/oder den Umfang des Trainings. Die vierte Woche ist eine Erholungswoche. Danach geht es wieder im gleichen Rhythmus weiter. Übertragen Sie jetzt auch die Monatsplanung in Ihre Zeitachse.

| Kalenderwochen | 1 | 2 | 3 | 4 | 5 | 6 | 7 | 8 | 9 | 10 | 11 |
|---|---|---|---|---|---|---|---|---|---|---|---|
| Phase | | | | | Aufbauphase 1 | | | | | | |
| Satzzahl | | 4 | | 3 | | 4 | | 3 | | 4 | |
| Satzpause | | 45–60 s | | 45 s | | 45–60 s | | 45 s | | 45–60 s | |
| Wiederholungszahl | | 12–10–8–6 | | 12 | | 12–10–8–6 | | 12 | | 10–8–6–6 | |
| Tempo | | 2 s beugen, 1 s strecken | | normal | | 2 s beugen, 1 s strecken | | normal | | 2 s beugen, 1 s strecken | |
| Ausbelastung | 80% | 80% | 80% | 70% | 85% | 85% | 85% | 70% | 80% | 85% | 90% |

| Kalenderwochen | 27 | 28 | 29 | 30 | 31 | 32 | 33 | 34 | 35 | 36 | 37 |
|---|---|---|---|---|---|---|---|---|---|---|---|
| Phase | | | Aufbauphase 2 | | | | | | Festigungsphase 2 | | |
| Satzzahl | | 3 | | 5 | | 3 | | | 5 | | |
| Satzpause | | 45 s | | 15 s | | 45 s | | | 120–180 s | | |
| Wiederholungszahl | | 12 | | 3–4–5–6–7 | | 12 | | | 4–3–3–2–2 | | |
| Tempo | | normal | | 1 s beugen, 1 s strecken | | normal | | | 5 s beugen, 1 s strecken | | |
| Ausbelastung | 80% | 70% | 80% | 80% | 85% | 70% | 90% | 90% | 90% | 95% | 95% |

| | 14 | 15 | 16 | 17 | 18 | 19 | 20 | 21 | 22 | 23 | 24 | 25 | 26 |
|---|---|---|---|---|---|---|---|---|---|---|---|---|---|
| | Festigungsphase 1 | | | | | Regeneration | | Aufbauphase 2 | | | | | |
| | 5 | | | | | 3 | 3 | 5 | | | 3 | 5 | |
| | 120–180 s | | | | | 45 s | 45 s | 15 s | | | 45 s | 15 s | |
| | 6–5–4–3–2 | | | | | 10–15 | 10–12 | 3–4–5–6–7 | | | 12 | 3–4–5–6–7 | |
| | 2 s beugen, 1 s strecken | | | | | normal | normal | 1 s beugen, 1 s strecken | | | normal | 1 s beugen, 1 s strecken | |
| | 90% | 90% | 95% | 95% | 95% | 60% | 70% | 70% | 70% | 75% | 70% | 75% | 75% |

| | 40 | 41 | 42 | 43 | 44 | 45 | 46 | 47 | 48 | 49 | 50 | 51 | 52 |
|---|---|---|---|---|---|---|---|---|---|---|---|---|---|
| egeneration | | Aufbauphase 3 | | | | | | | | | | | |
| | 3 | 3 | | | 3 | 3 | | | 3 | 3 | | | 3 |
| | 45 s | 60–90 s | | | 45 s | 60–90 s | | | 45 s | 60–90 s | | | 45 s |
| s | 10–12 | 30–25–20 | | | 15 | 30–25–25 | | | 15 | 30–30–25 | | | 15 |
| l | normal | zügig rhythmisch | | | normal | zügig rhythmisch | | | normal | zügig rhythmisch | | | normal |
| | 70% | 60% | 60% | 65% | 60% | 65% | 70% | 70% | 60% | 75% | 80% | 80% | 60% |

**Schritt 3 — Die Wochenplanung**

In einem letzten Schritt müssen Sie jetzt den detaillierten Plan für die Einheiten der einzelnen Trainingswochen festlegen. Überlegen Sie sich genau, an welchen Wochentagen Sie Ihr Trainingsprogramm absolvieren können und wollen. Rechnen Sie auch damit, dass es ab und zu spontane Anpassungen geben wird. Überlegen Sie sich für dieses Szenario ebenfalls eine Lösung, damit Sie den Wochenplan einhalten können. Hier eine mögliche Vorlage für Ihr detailliertes Trainingsprotokoll.

**Halten Sie es mit Ihrem Trainingsprogramm wie mit Ihrer Ernährung: Je abwechslungsreicher und vielseitiger, desto grösser ist die Wirkung.**

| Ergometer | Dauer |
|---|---|
| | 10–15 Minuten |

| Übungen | Dauer |
|---|---|
| | 30 Sekunden |
| | 30 Sekunden |
| | 30 Sekunden |
| | 30 Sekunden |

| Übungen | KW1/Training 1/80% | Pause | WH | KG | WH | KG | WH | KG | WH | KG |
|---|---|---|---|---|---|---|---|---|---|---|
| | 12–10–8–6 | 45–60 s | | | | | | | | |
| | 12–10–8–6 | 45–60 s | | | | | | | | |
| | 12–10–8–6 | 45–60 s | | | | | | | | |
| | 12–10–8–6 | 45–60 s | | | | | | | | |
| | 12–10–8–6 | 45–60 s | | | | | | | | |
| | 12–10–8–6 | 45–60 s | | | | | | | | |
| | 12–10–8–6 | 45–60 s | | | | | | | | |
| | 12–10–8–6 | 45–60 s | | | | | | | | |

| Übungen | Dauer |
|---|---|
| | 30 Sekunden |
| | 30 Sekunden |
| | 30 Sekunden |
| | 30 Sekunden |

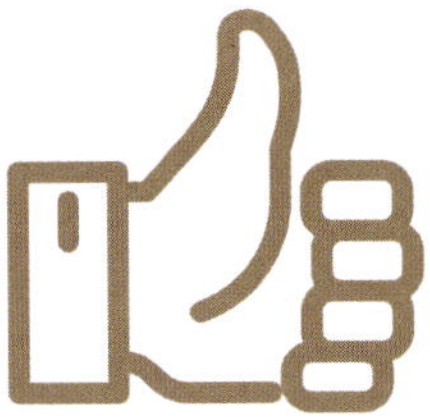

SCHLUSSWORT

# Als Letztes möchte ich noch Danke sagen

## Liebe Leserinnen, liebe Leser

Ich danke Ihnen herzlich für Ihr Vertrauen. Ich hoffe, Sie haben ein paar Antworten auf Ihre Fragen und Lösungsvorschläge, die Sie auf Ihrem Weg zum Ziel unterstützen, gefunden. Ich will Ihnen in diesem Buch keine Ratschläge erteilen, denn ich bin der Meinung, dass niemand so allwissend ist, um dem anderen sagen zu können, was für sie oder ihn richtig ist. Mein Ziel ist es, Sie anzuregen und mit Ihnen kritisch über Ihre Gewohnheiten nachzudenken. So schaffen wir eine Grundlage, um Ihre Gesundheit zu pflegen und zu erhalten. Damit Sie am Ende ein Maximum an Lebensqualität geniessen können.

Ich hatte das grosse Glück, bis heute immer wieder mit Menschen arbeiten zu können, die mehr Talent besitzen als ich. So konnte ich von ihren Erfahrungen und Erkenntnissen lernen, diese weiterentwickeln und mit meinen persönlichen Erfahrungen anreichern.

Zudem hat mir das Schicksal unzählige tolle Bücher von grossartigen Autoren zugespielt, die mich täglich bei meiner Arbeit und auch beim Schreiben dieses Buches inspiriert haben – und es nach wie vor tun. Ich kann Ihnen jedes der Werke im Literaturverzeichnis wärmstens empfehlen.

Deshalb konnte dieses Buch entstehen – und deshalb bin ich auch so vielen Menschen zu Dank verpflichtet. Ich möchte all jenen Danke sagen, die mich auf meinem bisherigen Weg unterstützt und an mich geglaubt haben. Ohne diese Menschen wäre vieles, was ich bisher erreicht habe, nicht möglich gewesen.

Im Speziellen möchte ich meinem Freund und Geschäftspartner Thomas Garaio für seinen Ideenreichtum und seinen Optimismus danken. Nicole Simmen für ihre Offenheit, Klarheit, Ruhe und Zuverlässigkeit beim Lektorieren. Rene Rüegsegger für das tolle Layout. Nina Burri, André Lüthi, Matthias Sempach und Marc Reichert für die spannenden Interviews. Und Jean-Pierre Egger, einer meiner Mentoren, für das Vorwort. Ganz besonders danke ich meiner Familie und meinen Freunden, die in den vielen Stunden meiner Autorenarbeit auf mich verzichten mussten. Ich wünsche mir, dass ich Sie als Leserinnen und Leser mit diesem Buch ermutigen kann, Achtsamkeit, Selbstdisziplin und Selbstverantwortung zu Ihrer Gewohnheit zu machen. Damit Sie alle Ziele erreichen, die Sie sich gesteckt haben.

Ich wünsche Ihnen für Ihre Zukunft, dass Sie Ihre Tage mit Leben füllen können und nicht das Leben mit Tagen. Sie wissen ja: Glück kann man nicht am nächsten Kiosk kaufen. Glücklich sind auch nicht diejenigen, die machen können, was sie wollen. Glücklich sind vielmehr all jene, die wirklich wollen, was sie machen.

Andreas Lanz
CEO TATKRAFT-werk

QUELLENVERZEICHNIS

# Hier finden Sie meine Inspiration zu diesem Werk

**Hinweis:**
Sämtliche Inhalte dieses Buches wurden nach bestem Wissen und Gewissen recherchiert und sorgfältig geprüft. Sie basieren auf Quellen, die ich als vertrauenswürdig erachte. Trotzdem ist dieses Buch kein Ersatz für eine individuelle, fachliche und/oder medizinische Beratung. Für medizinischen Rat konsultieren Sie bitte einen qualifizierten Arzt. Als Autor hafte ich nicht für allfällige negative Auswirkungen, die in einem direkten oder indirekten Zusammenhang mit den Informationen stehen, die in diesem Buch enthalten sind.

# Literaturverzeichnis

Die Literaturangaben erfolgen in der Reihenfolge der Erwähnung im Buch.


**von Schönburg, Alexander**
Weltgeschichte to go.
Rowohlt Taschenbuch Verlag, Reinbek bei Hamburg 2016.

**Starrett, Kelly**
Sitzen ist das neue Rauchen.
Das Trainingsprogramm, um Haltungsschäden vorzubeugen und unsere natürliche Mobilität zurückzugewinnen.
Riva Verlag GmbH, München 2016.

**Maas, Peter, Bühler, Pascal, Cachelin, Joël Luc**
2050 Megatrends. Alltagswelten. Zukunftsmärkte.
Institut für Versicherungswirtschaft der Universität St. Gallen 2015.

**Berndt, Christina**
Zufriedenheit.
Wie man sie erreicht und warum sie lohnender ist als das flüchtige Glück.
dtv Verlag GmbH & Co. KG, München 2016.

**Berndt, Christina**
Resilienz.
Das Geheimnis der psychischen Widerstandskraft. Was uns stark macht gegen Stress, Depressionen und Burn-out.
dtv Verlag GmbH & Co. KG, München 2016.

**Kabat-Zinn, Jon**
Im Alltag Ruhe finden.
Meditationen für ein gelassenes Leben.
Droemer Knaur GmbH & Co. KG, München 2015.

**Kabat-Zinn, Jon**
Gesund durch Meditation.
Das grosse Buch der Selbstheilung mit MBSR.
Droemer Knaur GmbH & Co. KG, München 2013.

**Kabat-Zinn, Jon**
Gesund durch Meditation.
Das vollständige Grundlagenwerk zu MBSR.
Droemer Knaur GmbH & Co. KG, München 2011.

**Tan, Chade-Meng**
Search Inside Yourself.
The Unexpected Path to Achieving Success, Happiness (and World Peace).
Arkana Verlag 2012.

**Tracy, Brian**
Keine Ausreden.
Die Kraft der Selbstdisziplin.
Gabal Verlag, Offenbach 2015.

**Lipton, Bruce H.**
Intelligente Zellen.
Wie Erfahrungen unsere Gene steuern.
Koha-Verlag GmbH, Burgrain 2016.

**Betz, Robert**
Angst, Wut, Schmerz u.a. in Freude verwandeln.
Vom Umgang mit unangenehmen Gefühlen.
Robert Betz Verlag 2010.
Hörbuch: Live Vortrag von Robert Betz.

**Reddy, Marion, Zachenhofer, Iris**
Kopfsache schlank.
Wie wir über unser Gehirn unser Gewicht steuern.
Edition a Verlag, Wien 2016.

**Precht, Richard David**
Wer bin ich – und wenn ja, wie viele?
Eine philosophische Reise.
Wilhelm Goldmann Verlag, München 2007.

**Carnegie, Dale**
Sorge Dich nicht – Lebe!
Die Kunst, zu einem von Ängsten und Aufregung befreiten Leben zu finden.
Fischer Taschenbuch Verlag, Frankfurt am Main 2011.

**Heizmann, Patric**
Ich bin dann mal schlank.
Die Erfolgs-Methode.
Draksal Fachverlag, Leipzig 2011.

**Lanz, Andreas**
Das AWL-Prinzip.
Alles wird leichter.
TATKRAFT-werk GmbH, Bern 2013.

**Froböse, Ingo**
Strongfood – das Kochbuch.
Wer Muskeln will, muss richtig essen.
Wissenschaftlich entwickelte Rezepte für Muskelaufbau und Ausdauer.
Becker Joest Volk Verlag, Hilden 2017.

# Personenverzeichnis

Das Personenverzeichnis ist alphabetisch geordnet.

**antidoping.ch** Antidoping Schweiz ist das Kompetenzzentrum für Dopingbekämpfung in der Schweiz. Die gemeinnützige Stiftung wurde am 1. Juli 2008 gegründet. Alleiniger Stifter ist Swiss Olympic.

**Bao, Shi Yan,** wurde im Jahr 1969 in der Stadt Dengfeng in der chinesischen Provinz Henan geboren. Er gehört der 34. Generation der Kung-Fu-Mönche des weltberühmten Shaolin-Klosters am Berg Song Shan an.

**Berndt, Christina,** ist eine deutsche Wissenschaftsjournalistin. Ihre fundiert recherchierten Bücher, «Zufriedenheit: Wie man sie erreicht und warum sie lohnender ist als das flüchtige Glück», Der Audio Verlag 2016, sowie «Resilienz, Das Geheimnis der psychischen Widerstandskraft», dtv Verlag 2015, haben mich sehr inspiriert. Ich kann Ihnen diese Werke wärmstens empfehlen.

**Blaise, Pascal,** geboren am 19. Juni 1623, war ein französischer Mathematiker, Physiker, Literat und christlicher Philosoph.

**Borst, Ulrike, Dr.,** Ausbildungsinstitut für systemische Therapie und Beratung in Meilen ZH.

**Brandstädter, Jochen, Prof. Dr. em.,** Fachbereich Psychologie, Abteilung Entwicklungspsychologie, Universität Trier.

**Bullinger, Monika, Prof. Dr.,** Institut für Medizinische Psychologie, Universitätsklinikum Hamburg-Eppendorf.

**Cameron, James Francis,** ist ein kanadischer Filmregisseur, Filmproduzent, Drehbuchautor, Filmeditor und Oscar-Preisträger, der in den USA lebt und sich besonders auf Action- und Science-Fiction-Filme spezialisiert hat.

**Epel, Elissa, Prof. Dr.,** Stressforscherin in der Fachgruppe Psychiatrie, University of California, San Francisco.

**Feldmann, Romana, lic. phil.,** Psychologin FSP, Fachpsychologin für Sportpsychologie FSP, Mitglied der Swiss Association of Sport Psychology (SASP) und Föderation Schweizer Psychologinnen und Psychologen (FSP), Küsnacht ZH.

**Froböse, Ingo, Prof. Dr.,** Universitätsprofessor für Prävention und Rehabilitation im Sport an der Deutschen Sporthochschule in Köln.

**Greve, Werner, Prof. Dr.,** Institut für Psychologie, Universität Hildesheim.

**Heizmann, Patric,** ist ein deutscher Fitnesstrainer und Entertainer, der sich vor allem mit den Themen Gesundheit, Ernährung und Bewegung beschäftigt.

**Holmes, Thomas, M.D.,** ehem. University of Washington School of Medicine, Seattle, WA.

**Jaspers, Karl Theodor,** war ein deutscher Psychiater und Philosoph von internationaler Bedeutung. Er lehrte unter anderem in Basel und wurde 1967 Schweizer Staatsbürger.

**Kaluza, Gert, Prof. Dr.,** GKM-Institut für Gesundheitspsychologie, Marburg.

**Kezhova, Eleonora,** Assistenztrainerin des Schweizer Nationalteams und ehemalige Leistungssportlerin in der Rhythmischen Sportgymnastik. Sie war Mitglied des bulgarischen Teams. Bei den Weltmeisterschaften 2003 gewann sie die Silbermedaille in der Teamwertung, an den Olympischen Sommerspielen in Athen 2004 die Bronzemedaille in derselben Kategorie.

**Kirschbaum, Clemens, Prof. Dr.,** Lehrstuhl für Biopsychologie, Technische Universität Dresden.

**Levine, James, Dr.,** Leiter der «Obesity Solutions Initiative» an der Mayo Clinic der Arizona State University. Er forscht seit Jahrzehnten zum Thema Übergewicht.

**Lipton, Bruce H.,** ist ein US-amerikanischer Entwicklungsbiologe und Stammzellenforscher. Er wurde bekannt durch seine Aussage, dass die Gene und die DNA des Menschen durch Gedanken und durch die persönliche Einstellung beeinflusst werden können.

**Lombardi, Vincent Thomas,** «Vince», war ein US-amerikanischer Trainer im American Football. Er war Head Coach der Green Bay Packers in der National Football League und gewann mit der Mannschaft in sieben Jahren fünfmal die Meisterschaft, darunter auch die ersten beiden Super Bowls.

**Longfellow, Henry Wadsworth,** geboren am 27. Februar 1807, war ein amerikanischer Schriftsteller, Lyriker, Übersetzer und Dramatiker.

**Mayring, Philipp, Prof. Dr.,** Institut für Psychologie, Abteilung für angewandte Psychologie und Methodenforschung, Alpen-Adria-Universität Klagenfurt.

**Öhlinger, Robert, Prof. Dr.,** Chefarzt, Facharzt FMH für Plastische und Ästhetische Chirurgie, Alta Aesthetica AG, Privatklinik für Ästhetische & Plastische Chirurgie, Rheinfelden.

**Rahe, Richard, M.D.,** ehem. US Navy, University of Washington School of Medicine, Seattle, WA.

**Reddy, Marion, Dr.,** Neurochirurgin an der Neurochirurgie Purpan in Toulouse.

**Ruch, Willibald, Prof. Dr.,** Psychologisches Institut, Fachgruppe Persönlichkeitspsychologie und Diagnostik, Universität Zürich.

**Schumann, Monika, Prof. Dr.,** Fachbereich Heilpädagogik, Katholische Hochschule für Sozialwesen, Berlin.

**Schwarzer, Ralf, Univ.-Prof. Dr.,** Fachbereich Erziehungswissenschaft und Psychologie, Arbeitsbereich Gesundheitspsychologie, Freie Universität Berlin.

**Seligman, Martin, Ph. D.,** Department of Psychology, University of Pennsylvania, Philadelphia, PA.

**Selye, Hans, Ph. D., M. D., D. Sc.,** ehem. McGill University, Montreal, Kanada, 1982 verstorben. Er entwickelte in den 1930er-Jahren die Grundlagen der Lehre vom Stress und vom allgemeinen Adaptionssyndrom (Selye-Syndrom). Er wird deshalb als «Vater der Stressforschung» bezeichnet.

**Smith, Willard Carroll, Jr., «Will»** ist ein US-amerikanischer Schauspieler, Filmproduzent und Rapper.

**Sonnentag, Sabine, Prof. Dr.,** Fachbereich Psychologie, Lehrstuhl für Arbeits- und Organisationspsychologie, Universität Mannheim.

**Stangl, Werner, Prof. Dr.,** Abteilung für Pädagogik und Pädagogische Psychologie, Johannes-Kepler-Universität Linz.

**Stickgold, Robert, Ph. D.,** Division of Sleep Medicine, Center for Sleep and Cognition, Harvard Medical School, Cambridge, MA.

**Tracy, Brian,** ist ein US-amerikanischer Sachbuchautor. Er schrieb mehrere Bücher über Erfolg in der Wirtschaft, im Verkauf und in der persönlichen Entwicklung. Er hält weltweit Vorträge und Seminare, daneben ist er Berater für Selbstentwicklung. Sein Werk, «Keine Ausreden!: Die Kraft der Selbstdisziplin», war für mich ein Weckruf und hat mich in den letzten Jahren in vielen Vorhaben bestärkt.

**Twain, Mark,** war ein amerikanischer Schriftsteller. Bekannt sind vor allem seine Bücher über die Abenteuer von Tom Sawyer und Huckleberry Finn.

**von Schönburg, Alexander, Graf,** ist ein deutscher Journalist und Schriftsteller sowie Chef des gräflichen Glauchauer Zweigs des Hauses Schönburg.

**Yong, Tao,** aufgewachsen und wohnhaft in Beijing. Ich habe Tao an den Olympischen Sommerspielen in Beijing 2008 kennengelernt.

**Zachenhofer, Iris, Dr.,** Neurochirurgin, Psychiaterin an einer psychiatrischen Abteilung in Wien.

# Anmerkungen

1 von Schönburg, Alexander: Weltgeschichte to go. Rowohlt Taschenbuch Verlag, Reinbek bei Hamburg 2016, Statt des Vorworts eine Warnung, Seite 14–22.

2 von Schönburg, Alexander: Weltgeschichte to go. Rowohlt Taschenbuch Verlag, Reinbek bei Hamburg 2016, Statt des Vorworts eine Warnung, Seite 16.

3 Terminator (abgeleitet vom englischen Verb to terminate = beenden) ist ein Science-Fiction-Film des Regisseurs und Drehbuchautors James Cameron aus dem Jahr 1984.

4 Starrett, Kelly, Dr.: Sitzen ist das neue Rauchen. Das Trainingsprogramm, um Haltungsschäden vorzubeugen und unsere natürliche Mobilität zurückzugewinnen. Riva Verlag 2016, Einleitung, Seite 7.

5 Öhlinger, Robert, Prof. Dr., Chefarzt Facharzt FMH für Plastische und Ästhetische Chirurgie, Alta Aesthetica AG, Privatklinik für Ästhetische & Plastische Chirurgie, Rheinfelden. Interview, aus der Sendung «Input» auf SRF 3.

6 Maas, Peter, Bühler, Pascal, Cachelin, Joël Luc: 2050 Megatrends. Alltagswelten. Zukunftsmärkte. Institut für Versicherungswirtschaft der Universität St. Gallen 2015, Freizeit und Genuss, Seiten 64–72.

7 «Das Streben nach Glück» (Originaltitel «The Pursuit of Happiness») ist ein US-amerikanisches Filmdrama, das auf einer wahren Geschichte basiert.

8 Berndt, Christina: Zufriedenheit. Wie man sie erreicht und warum sie lohnender ist als das flüchtige Glück. dtv Verlag GmbH & Co. KG, München 2016, Einleitung, Seite 9.

9 Berndt, Christina: Zufriedenheit. Wie man sie erreicht und warum sie lohnender ist als das flüchtige Glück. dtv Verlag GmbH & Co. KG, München 2016, Einleitung, Seite 10.

10 Berndt, Christina: Zufriedenheit. Wie man sie erreicht und warum sie lohnender ist als das flüchtige Glück. dtv Verlag GmbH & Co. KG, München 2016, Einleitung, Seite 11.

11 Berndt, Christina: Zufriedenheit. Wie man sie erreicht und warum sie lohnender ist als das flüchtige Glück. dtv Verlag GmbH & Co. KG, München 2016, Einleitung, Seite 11.

12 Berndt, Christina: Zufriedenheit. Wie man sie erreicht und warum sie lohnender ist als das flüchtige Glück. dtv Verlag GmbH & Co. KG, München 2016, Einleitung, Seite 12.

13 Berndt, Christina: Zufriedenheit. Wie man sie erreicht und warum sie lohnender ist als das flüchtige Glück. dtv Verlag GmbH & Co. KG, München 2016, Einleitung, Seiten 9–13.

14 Berndt, Christina: Resilienz. Das Geheimnis der psychischen Widerstandskraft. Was uns stark macht gegen Stress, Depressionen und Burn-out. dtv Verlag GmbH & Co. KG, München 2016, Einleitung, Seite 10.

15 Berndt, Christina: Resilienz. Das Geheimnis der psychischen Widerstandskraft. Was uns stark macht gegen Stress, Depressionen und Burn-out. dtv Verlag GmbH & Co. KG, München 2016, Einleitung, Seiten 9–11.

16 Berndt, Christina: Resilienz. Das Geheimnis der psychischen Widerstandskraft. Was uns stark macht gegen Stress, Depressionen und Burn-out. dtv Verlag GmbH & Co. KG, München 2016, Die Widerstandskraft ruht auf mehreren Säulen, Seite 67.

17 Berndt, Christina: Resilienz. Das Geheimnis der psychischen Widerstandskraft. Was uns stark macht gegen Stress, Depressionen und Burn-out. dtv Verlag GmbH & Co. KG, München 2016, Die Widerstandskraft ruht auf mehreren Säulen, Seite 68.

18 Berndt, Christina: Zufriedenheit. Wie man sie erreicht und warum sie lohnender ist als das flüchtige Glück. dtv Verlag GmbH & Co. KG, München 2016, Resilienz entsteht meist früh – wie man sie auch als Erwachsener noch lernen kann, Seite 203.

19 Berndt, Christina: Resilienz. Das Geheimnis der psychischen Widerstandskraft. Was uns stark macht gegen Stress, Depressionen und Burn-out. dtv Verlag GmbH & Co. KG, München 2016, Resilienz entsteht meist früh – wie man sie auch als Erwachsener noch lernen kann, Seiten 201–203.

20 Berndt, Christina: Resilienz. Das Geheimnis der psychischen Widerstandskraft. Was uns stark macht gegen Stress, Depressionen und Burn-out. dtv Verlag GmbH & Co. KG, München 2016, Hier ist Stärke gefragt, Seite 13.

21 Berndt, Christina: Resilienz. Das Geheimnis der psychischen Widerstandskraft. Was uns stark macht gegen Stress, Depressionen und Burn-out. dtv Verlag GmbH & Co. KG, München 2016, Der tägliche Stress, Seite 15.

22 Berndt, Christina: Resilienz. Das Geheimnis der psychischen Widerstandskraft. Was uns stark macht gegen Stress, Depressionen und Burn-out. dtv Verlag GmbH & Co. KG, München 2016, Der tägliche Stress, Seite 15.

23 Berndt, Christina: Resilienz. Das Geheimnis der psychischen Widerstandskraft. Was uns stark macht gegen Stress, Depressionen und Burn-out. dtv Verlag GmbH & Co. KG, München 2016, Der tägliche Stress, Seite 15.

24 Berndt, Christina: Resilienz. Das Geheimnis der psychischen Widerstandskraft. Was uns stark macht gegen Stress, Depressionen und Burn-out. dtv Verlag GmbH & Co. KG, München 2016, Der tägliche Stress, Seiten 15–16.

25 Berndt, Christina: Resilienz. Das Geheimnis der psychischen Widerstandskraft. Was uns stark macht gegen Stress, Depressionen und Burn-out. dtv Verlag GmbH & Co. KG, München 2016, Selbsttest: Wie gestresst bin ich?, Seite 32.

26 Berndt, Christina: Resilienz. Das Geheimnis der psychischen Widerstandskraft. Was uns stark macht gegen Stress, Depressionen und Burn-out. dtv Verlag GmbH & Co. KG, München 2016, Der tägliche Stress, Seite 16.

27 Berndt, Christina: Resilienz. Das Geheimnis der psychischen Widerstandskraft. Was uns stark macht gegen Stress, Depressionen und Burn-out. dtv Verlag GmbH & Co. KG, München 2016, Der tägliche Stress, Seite 187.

28 Berndt, Christina: Resilienz. Das Geheimnis der psychischen Widerstandskraft. Was uns stark macht gegen Stress, Depressionen und Burn-out. dtv Verlag GmbH & Co. KG, München 2016, Der tägliche Stress, Seite 201.

29 Kabat-Zinn, Jon: Gesund durch Meditation. Das grosse Buch der Selbstheilung mit MBSR. Droemer Knaur GmbH & Co. KG, München 2013, Nichts ist so sicher wie der Wandel, Seite 281.

30 Kabat-Zinn, Jon: Gesund durch Meditation. Das grosse Buch der Selbstheilung mit MBSR. Droemer Knaur GmbH & Co. KG, München 2013, Nichts ist so sicher wie der Wandel, Seiten 281–282.

31 Kabat-Zinn, Jon: Gesund durch Meditation. Das grosse Buch der Selbstheilung mit MBSR. Droemer Knaur GmbH & Co. KG, München 2013, Nichts ist so sicher wie der Wandel, Seite 286.

32 Berndt, Christina: Resilienz. Das Geheimnis der psychischen Widerstandskraft. Was uns stark macht gegen Stress, Depressionen und Burn-out. dtv Verlag GmbH & Co. KG, München 2016, «Ich bin ja so im Stress!» – Der eigene Beitrag zur Verletzbarkeit, Seite 214.

33 Berndt, Christina: Resilienz. Das Geheimnis der psychischen Widerstandskraft. Was uns stark macht gegen Stress, Depressionen und Burn-out. dtv Verlag GmbH & Co. KG, München 2016, «Ich bin ja so im Stress!» – Der eigene Beitrag zur Verletzbarkeit, Seiten 214–215.

34 Berndt, Christina: Resilienz. Das Geheimnis der psychischen Widerstandskraft. Was uns stark macht gegen Stress, Depressionen und Burn-out. dtv Verlag GmbH & Co. KG, München 2016, «Ich bin ja so im Stress!» – Der eigene Beitrag zur Verletzbarkeit, Seite 217.

35 Berndt, Christina: Resilienz. Das Geheimnis der psychischen Widerstandskraft. Was uns stark macht gegen Stress, Depressionen und Burn-out. dtv Verlag GmbH & Co. KG, München 2016, «Ich bin ja so im Stress!» – Der eigene Beitrag zur Verletzbarkeit, Seite 218.

36 Berndt, Christina: Resilienz. Das Geheimnis der psychischen Widerstandskraft. Was uns stark macht gegen Stress, Depressionen und Burn-out. dtv Verlag GmbH & Co. KG, München 2016, «Ich bin ja so im Stress!» – Der eigene Beitrag zur Verletzbarkeit, Seite 218.

37 Kabat-Zinn, Jon: Gesund durch Meditation. Das grosse Buch der Selbstheilung mit MBSR. Droemer Knaur GmbH & Co. KG, München 2013, Die Komplexität des Phänomens «Stress», Seite 272.

38 Kabat-Zinn, Jon: Gesund durch Meditation. Das grosse Buch der Selbstheilung mit MBSR. Droemer Knaur GmbH & Co. KG, München 2013, Gefangen in der Stressreaktion, Seiten 292–293.

39 Kabat-Zinn, Jon: Gesund durch Meditation. Das grosse Buch der Selbstheilung mit MBSR. Droemer Knaur GmbH & Co. KG, München 2013, Gefangen in der Stressreaktion, Seite 294.

40 Kabat-Zinn, Jon: Gesund durch Meditation. Das grosse Buch der Selbstheilung mit MBSR. Droemer Knaur GmbH & Co. KG, München 2013, Anmerkungen 14, Seite 450.

41 Berndt, Christina: Resilienz. Das Geheimnis der psychischen Widerstandskraft. Was uns stark macht gegen Stress, Depressionen und Burn-out. dtv Verlag GmbH & Co. KG, München 2016, Verdrängen ist erlaubt, Seite 94.

42 Kabat-Zinn, Jon: Gesund durch Meditation. Das grosse Buch der Selbstheilung mit MBSR. Droemer Knaur GmbH & Co. KG, München 2013, Gefangen in der Stressreaktion, Seite 294.

43 Kabat-Zinn, Jon: Gesund durch Meditation. Das grosse Buch der Selbstheilung mit MBSR. Droemer Knaur GmbH & Co. KG, München 2013, Gefangen in der Stressreaktion, Seite 295.

44 Kabat-Zinn, Jon: Gesund durch Meditation. Das grosse Buch der Selbstheilung mit MBSR. Droemer Knaur GmbH & Co. KG, München 2013, Gefangen in der Stressreaktion, Seite 296.

45 Kabat-Zinn, Jon: Gesund durch Meditation. Das grosse Buch der Selbstheilung mit MBSR. Droemer Knaur GmbH & Co. KG, München 2013, Gefangen in der Stressreaktion, Seite 296.

46 Kabat-Zinn, Jon: Gesund durch Meditation. Das grosse Buch der Selbstheilung mit MBSR. Droemer Knaur GmbH & Co. KG, München 2013, Gefangen in der Stressreaktion, Seite 297.

47 Kabat-Zinn, Jon: Gesund durch Meditation. Das grosse Buch der Selbstheilung mit MBSR. Droemer Knaur GmbH & Co. KG, München 2013, Gefangen in der Stressreaktion, Seite 297.

48 «The Boston Globe» ist eine liberale Tageszeitung aus Boston, MA. Sie gilt als die wichtigste Zeitung in Neuengland und zählt zu den angesehensten Blättern in den USA.

49 Kabat-Zinn, Jon: Gesund durch Meditation. Das grosse Buch der Selbstheilung mit MBSR. Droemer Knaur GmbH & Co. KG, München 2013, Gefangen in der Stressreaktion, Seite 301.

50 Kabat-Zinn, Jon: Gesund durch Meditation. Das grosse Buch der Selbstheilung mit MBSR. Droemer Knaur GmbH & Co. KG, München 2013, Gefangen in der Stressreaktion, Seiten 301–302.

51 Kabat-Zinn, Jon: Gesund durch Meditation. Das grosse Buch der Selbstheilung mit MBSR. Droemer Knaur GmbH & Co. KG, München 2013, Gefangen in der Stressreaktion, Seite 302.

52 Kabat-Zinn, Jon: Gesund durch Meditation. Das grosse Buch der Selbstheilung mit MBSR. Droemer Knaur GmbH & Co. KG, München 2013, Gefangen in der Stressreaktion, Seite 303.

53 Kabat-Zinn, Jon: Gesund durch Meditation. Das grosse Buch der Selbstheilung mit MBSR. Droemer Knaur GmbH & Co. KG, München 2013, Gefangen in der Stressreaktion, Seite 304.

54 Berndt, Christina: Resilienz. Das Geheimnis der psychischen Widerstandskraft. Was uns stark macht gegen Stress, Depressionen und Burn-out. dtv Verlag GmbH & Co. KG, München 2016, Was ist eigentlich wie stressig?, Seite 219.

55 Kabat-Zinn, Jon: Gesund durch Meditation. Das grosse Buch der Selbstheilung mit MBSR. Droemer Knaur GmbH & Co. KG, München 2013, Der achtsame Umgang mit Stress, Seiten 318–330.

56 Berndt, Christina: Resilienz. Das Geheimnis der psychischen Widerstandskraft. Was uns stark macht gegen Stress, Depressionen und Burn-out. dtv Verlag GmbH & Co. KG, München 2016, Kleines Achtsamkeitstraining, Seite 225.

57 Berndt, Christina: Resilienz. Das Geheimnis der psychischen Widerstandskraft. Was uns stark macht gegen Stress, Depressionen und Burn-out. dtv Verlag GmbH & Co. KG, München 2016, Anleitung zum Abschalten, Seite 225.

58 Berndt, Christina: Resilienz. Das Geheimnis der psychischen Widerstandskraft. Was uns stark macht gegen Stress, Depressionen und Burn-out. dtv Verlag GmbH & Co. KG, München 2016, Anleitung zum Abschalten, Seite 226.

59 Berndt, Christina: Resilienz. Das Geheimnis der psychischen Widerstandskraft. Was uns stark macht gegen Stress, Depressionen und Burn-out. dtv Verlag GmbH & Co. KG, München 2016, Anleitung zum Abschalten, Seite 226.

60 Berndt, Christina: Resilienz. Das Geheimnis der psychischen Widerstandskraft. Was uns stark macht gegen Stress, Depressionen und Burn-out. dtv Verlag GmbH & Co. KG, München 2016, Anleitung zum Abschalten, Seite 227.

61 Berndt, Christina: Resilienz. Das Geheimnis der psychischen Widerstandskraft. Was uns stark macht gegen Stress, Depressionen und Burn-out. dtv Verlag GmbH & Co. KG, München 2016, Anleitung zum Abschalten, Seiten 227–228.

62 Berndt, Christina: Resilienz. Das Geheimnis der psychischen Widerstandskraft. Was uns stark macht gegen Stress, Depressionen und Burn-out. dtv Verlag GmbH & Co. KG, München 2016, Anleitung zum Abschalten, Seite 228.

63 Berndt, Christina: Resilienz. Das Geheimnis der psychischen Widerstandskraft. Was uns stark macht gegen Stress, Depressionen und Burn-out. dtv Verlag GmbH & Co. KG, München 2016, Anleitung zum Abschalten, Seite 229.

64 Berndt, Christina: Resilienz. Das Geheimnis der psychischen Widerstandskraft. Was uns stark macht gegen Stress, Depressionen und Burn-out. dtv Verlag GmbH & Co. KG, München 2016, Anleitung zum Abschalten, Seiten 229–230.

65 Tracy, Brian: Keine Ausreden. Die Kraft der Selbstdisziplin. Gabal Verlag 2015, Einleitung: Das Wunder der Selbstdisziplin, Seite 7.

66 Tracy, Brian: Keine Ausreden. Die Kraft der Selbstdisziplin. Gabal Verlag 2015, Einleitung: Das Wunder der Selbstdisziplin, S. 8.

67 Tracy, Brian: Keine Ausreden. Die Kraft der Selbstdisziplin. Gabal Verlag 2015, Einleitung: Das Wunder der Selbstdisziplin, Seite 8.

68 Tracy, Brian: Keine Ausreden. Die Kraft der Selbstdisziplin. Gabal Verlag 2015, Einleitung: Das Wunder der Selbstdisziplin, Seite 7.

69 Tracy, Brian: Keine Ausreden. Die Kraft der Selbstdisziplin. Gabal Verlag 2015, Einleitung: Das Wunder der Selbstdisziplin, Seiten 8-9.

70 Tracy, Brian: Keine Ausreden. Die Kraft der Selbstdisziplin. Gabal Verlag 2015, Einleitung: Das Wunder der Selbstdisziplin, Seite 9.

71 Tracy, Brian: Keine Ausreden. Die Kraft der Selbstdisziplin. Gabal Verlag 2015, Einleitung: Das Wunder der Selbstdisziplin, Seiten 9–10.

72 Tracy, Brian: Keine Ausreden. Die Kraft der Selbstdisziplin. Gabal Verlag 2015, Einleitung: Das Wunder der Selbstdisziplin, Seite 11.

73 Tracy, Brian: Keine Ausreden. Die Kraft der Selbstdisziplin. Gabal Verlag 2015, Einleitung: Das Wunder der Selbstdisziplin, Seite 15.

74 Tracy, Brian: Keine Ausreden. Die Kraft der Selbstdisziplin. Gabal Verlag 2015, Einleitung: Das Wunder der Selbstdisziplin, Seite 12.

75 Tracy, Brian: Keine Ausreden. Die Kraft der Selbstdisziplin. Gabal Verlag 2015, Einleitung: Das Wunder der Selbstdisziplin, Seiten 12–13.

76 Tracy, Brian: Keine Ausreden. Die Kraft der Selbstdisziplin. Gabal Verlag 2015, Einleitung: Das Wunder der Selbstdisziplin, Seite 13.

77 Tracy, Brian: Keine Ausreden. Die Kraft der Selbstdisziplin. Gabal Verlag 2015, Einleitung: Das Wunder der Selbstdisziplin, Seiten 13-14.

78 Tracy, Brian: Keine Ausreden. Die Kraft der Selbstdisziplin. Gabal Verlag 2015, Selbstdisziplin und körperliche Fitness, Seite 243.

79 Tracy, Brian: Keine Ausreden. Die Kraft der Selbstdisziplin. Gabal Verlag 2015, Einleitung: Das Wunder der Selbstdisziplin, Seiten 14–15.

80 Tracy, Brian: Keine Ausreden. Die Kraft der Selbstdisziplin. Gabal Verlag 2015, Einleitung: Das Wunder der Selbstdisziplin, Seite 16.

81 Tracy, Brian: Keine Ausreden. Die Kraft der Selbstdisziplin. Gabal Verlag 2015, Einleitung: Das Wunder der Selbstdisziplin, Seite 16.

82 Tracy, Brian: Keine Ausreden. Die Kraft der Selbstdisziplin. Gabal Verlag 2015, Einleitung: Das Wunder der Selbstdisziplin, Seite 17.

83 Tracy, Brian: Keine Ausreden. Die Kraft der Selbstdisziplin. Gabal Verlag 2015, Einleitung: Das Wunder der Selbstdisziplin, Seite 17.

84 Tracy, Brian: Keine Ausreden. Die Kraft der Selbstdisziplin. Gabal Verlag 2015, Einleitung: Das Wunder der Selbstdisziplin, Seiten 17–18.

85 Tracy, Brian: Keine Ausreden. Die Kraft der Selbstdisziplin. Gabal Verlag 2015, Einleitung: Das Wunder der Selbstdisziplin, Seite 18.

86 Tracy, Brian: Keine Ausreden. Die Kraft der Selbstdisziplin. Gabal Verlag 2015, Einleitung: Das Wunder der Selbstdisziplin, Seite 18.

87 Tracy, Brian: Keine Ausreden. Die Kraft der Selbstdisziplin. Gabal Verlag 2015, Einleitung: Das Wunder der Selbstdisziplin, Seite 19.

88 Tracy, Brian: Keine Ausreden. Die Kraft der Selbstdisziplin. Gabal Verlag 2015, Einleitung: Das Wunder der Selbstdisziplin, Seiten 19–20.

89 Tracy, Brian: Keine Ausreden. Die Kraft der Selbstdisziplin. Gabal Verlag 2015, Einleitung: Das Wunder der Selbstdisziplin, Seite 21.

90 Reddy, Marion, Zachenhofer, Iris: Kopfsache schlank. Wie wir über unser Gehirn unser Gewicht steuern. Edition a Verlag, Wien 2016, Meine Stunde Null, Seite 14.

91 Reddy, Marion, Zachenhofer, Iris: Kopfsache schlank. Wie wir über unser Gehirn unser Gewicht steuern. Edition a Verlag, Wien 2016, Meine Stunde Null, Seiten 14–15.

92 Starrett, Kelly, Sitzen ist das neue Rauchen. Das Trainingsprogramm, um Haltungsschäden vorzubeugen und unsere natürliche Mobilität zurückzugewinnen. Riva Verlag 2016, Einleitung, Seite 7.

93 Starrett, Kelly, Sitzen ist das neue Rauchen. Das Trainingsprogramm, um Haltungsschäden vorzubeugen und unsere natürliche Mobilität zurückzugewinnen. Riva Verlag 2016, Einleitung, Seite 7.

94 Starrett, Kelly, Sitzen ist das neue Rauchen. Das Trainingsprogramm, um Haltungsschäden vorzubeugen und unsere natürliche Mobilität zurückzugewinnen. Riva Verlag 2016, Einleitung, Seite 9.

95 Starrett, Kelly, Sitzen ist das neue Rauchen. Das Trainingsprogramm, um Haltungsschäden vorzubeugen und unsere natürliche Mobilität zurückzugewinnen. Riva Verlag 2016, Nachwort, Seite 346.

96 Reddy, Marion, Zachenhofer, Iris: Kopfsache schlank. Wie wir über unser Gehirn unser Gewicht steuern. Edition a Verlag, Wien 2016, Meine Stunde Null, Seite 15.

97 Precht, Richard David: Über Geld und Zeit https://www.youtube.com/watch?v=z2SExgG975w.

98 Precht, Richard David: Über Geld und Zeit https://www.youtube.com/watch?v=z2SExgG975w.

99 Precht, Richard David: Über Geld und Zeit https://www.youtube.com/watch?v=z2SExgG975w.

100 Heizmann, Patric: Ich bin dann mal schlank. Die Erfolgs-Methode. Draksal Fachverlag, Leipzig 2011, Sie sind der Chef von 70 Billionen Zellen, Seiten 18–19.

101 Froböse, Ingo: Strongfood das Kochbuch. Wer Muskeln will, muss richtig essen. Wissenschaftlich entwickelte Rezepte für Muskelaufbau und Ausdauer. Becker Joest Volk Verlag, Hilden 2017, Und wenn man Gewicht zulegen möchte?, Seite 22.

102 Froböse, Ingo: Strongfood das Kochbuch. Wer Muskeln will, muss richtig essen. Wissenschaftlich entwickelte Rezepte für Muskelaufbau und Ausdauer. Becker Joest Volk Verlag, Hilden 2017, Und wenn man Gewicht zulegen möchte?, Seite 22.

103 Froböse, Ingo: Strongfood das Kochbuch. Wer Muskeln will, muss richtig essen. Wissenschaftlich entwickelte Rezepte für Muskelaufbau und Ausdauer. Becker Joest Volk Verlag, Hilden 2017, Sollten Sportler Diäten machen?, Seite 20.

104 Froböse, Ingo: Strongfood das Kochbuch. Wer Muskeln will, muss richtig essen. Wissenschaftlich entwickelte Rezepte für Muskelaufbau und Ausdauer. Becker Joest Volk Verlag, Hilden 2017, Und wenn man Gewicht zulegen möchte?, Seite 23.

105 Froböse, Ingo: Strongfood das Kochbuch. Wer Muskeln will, muss richtig essen. Wissenschaftlich entwickelte Rezepte für Muskelaufbau und Ausdauer. Becker Joest Volk Verlag, Hilden 2017, Und wenn man Gewicht zulegen möchte?, Seite 23.

106 Froböse, Ingo: Strongfood das Kochbuch. Wer Muskeln will, muss richtig essen. Wissenschaftlich entwickelte Rezepte für Muskelaufbau und Ausdauer. Becker Joest Volk Verlag, Hilden 2017, Und wenn man Gewicht zulegen möchte?, Seite 23.

107 Froböse, Ingo: Strongfood das Kochbuch. Wer Muskeln will, muss richtig essen. Wissenschaftlich entwickelte Rezepte für Muskelaufbau und Ausdauer. Becker Joest Volk Verlag, Hilden 2017, Basische Ernährung im Sport, Seite 38.

108 Froböse, Ingo: Strongfood das Kochbuch. Wer Muskeln will, muss richtig essen. Wissenschaftlich entwickelte Rezepte für Muskelaufbau und Ausdauer. Becker Joest Volk Verlag, Hilden 2017, Energiezufuhr vor dem Training und währenddessen, Seite 46.

109 Froböse, Ingo: Strongfood das Kochbuch. Wer Muskeln will, muss richtig essen. Wissenschaftlich entwickelte Rezepte für Muskelaufbau und Ausdauer. Becker Joest Volk Verlag, Hilden 2017, Energiezufuhr vor dem Training und währenddessen, Seite 46.

110 Froböse, Ingo: Strongfood das Kochbuch. Wer Muskeln will, muss richtig essen. Wissenschaftlich entwickelte Rezepte für Muskelaufbau und Ausdauer. Becker Joest Volk Verlag, Hilden 2017, Energiezufuhr vor dem Training und währenddessen, Seiten 46–47.

111 Froböse, Ingo: Strongfood das Kochbuch. Wer Muskeln will, muss richtig essen. Wissenschaftlich entwickelte Rezepte für Muskelaufbau und Ausdauer. Becker Joest Volk Verlag, Hilden 2017, Nach dem Muskeltraining, Seite 48.

112 Froböse, Ingo: Strongfood das Kochbuch. Wer Muskeln will, muss richtig essen. Wissenschaftlich entwickelte Rezepte für Muskelaufbau und Ausdauer. Becker Joest Volk Verlag, Hilden 2017, Nach dem Muskeltraining, Seite 48.

113 Froböse, Ingo: Strongfood das Kochbuch. Wer Muskeln will, muss richtig essen. Wissenschaftlich entwickelte Rezepte für Muskelaufbau und Ausdauer. Becker Joest Volk Verlag, Hilden 2017, Nach dem Muskeltraining, Seite 49.

114 Froböse, Ingo: Strongfood das Kochbuch. Wer Muskeln will, muss richtig essen. Wissenschaftlich entwickelte Rezepte für Muskelaufbau und Ausdauer. Becker Joest Volk Verlag, Hilden 2017, Energiezufuhr vor dem Training und währenddessen, Seite 47.

115 Froböse, Ingo: Strongfood das Kochbuch. Wer Muskeln will, muss richtig essen. Wissenschaftlich entwickelte Rezepte für Muskelaufbau und Ausdauer. Becker Joest Volk Verlag, Hilden 2017, Nach dem Muskeltraining, Seite 49.

116 Froböse, Ingo: Strongfood das Kochbuch. Wer Muskeln will, muss richtig essen. Wissenschaftlich entwickelte Rezepte für Muskelaufbau und Ausdauer. Becker Joest Volk Verlag, Hilden 2017, Was sollten Muskelathleten zu sich nehmen, Seiten 50–53.

117 Froböse, Ingo: Strongfood das Kochbuch. Wer Muskeln will, muss richtig essen. Wissenschaftlich entwickelte Rezepte für Muskelaufbau und Ausdauer. Becker Joest Volk Verlag, Hilden 2017, Braucht man als Sportler Nahrungsergänzung?, Seite 55.

118 Froböse, Ingo: Strongfood das Kochbuch. Wer Muskeln will, muss richtig essen. Wissenschaftlich entwickelte Rezepte für Muskelaufbau und Ausdauer. Becker Joest Volk Verlag, Hilden 2017, Braucht man als Sportler Nahrungsergänzung?, Seiten 54–55.

119 Froböse, Ingo: Strongfood das Kochbuch. Wer Muskeln will, muss richtig essen. Wissenschaftlich entwickelte Rezepte für Muskelaufbau und Ausdauer. Becker Joest Volk Verlag, Hilden 2017, Do's and don'ts für Sportler, Seiten 56–57.

120 Tracy, Brian: Keine Ausreden. Die Kraft der Selbstdisziplin. Gabal Verlag 2015, Selbstdisziplin und körperliche Fitness, Seite 243.

121 Tracy, Brian: Keine Ausreden. Die Kraft der Selbstdisziplin. Gabal Verlag 2015, Selbstdisziplin und körperliche Fitness, Seite 243.

122 Tracy, Brian: Keine Ausreden. Die Kraft der Selbstdisziplin. Gabal Verlag 2015, Selbstdisziplin und körperliche Fitness, Seite 244.

123 Tracy, Brian: Keine Ausreden. Die Kraft der Selbstdisziplin. Gabal Verlag 2015, Selbstdisziplin und körperliche Fitness, Seite 244.

124 Tracy, Brian: Keine Ausreden. Die Kraft der Selbstdisziplin. Gabal Verlag 2015, Selbstdisziplin und körperliche Fitness, Seite 245.

125 Tracy, Brian: Keine Ausreden. Die Kraft der Selbstdisziplin. Gabal Verlag 2015, Selbstdisziplin und körperliche Fitness, Seiten 245–246.

126 Tracy, Brian: Keine Ausreden. Die Kraft der Selbstdisziplin. Gabal Verlag 2015, Selbstdisziplin und körperliche Fitness, Seite 246.

127 Tracy, Brian: Keine Ausreden. Die Kraft der Selbstdisziplin. Gabal Verlag 2015, Selbstdisziplin und körperliche Fitness, Seite 247.

128 SRF, Bewegt, Interview mit Romana Feldmann: 10 Tipps gegen den inneren Schweinehund. (https://www.srf.ch/srf-bewegt/10-tipps-gegen-den-inneren-schweinehund).

129 Tracy, Brian: Keine Ausreden. Die Kraft der Selbstdisziplin. Gabal Verlag 2015, Selbstdisziplin und körperliche Fitness, Seiten 247–248.

130 SRF, Bewegt, Interview mit Romana Feldmann: 10 Tipps gegen den inneren Schweinehund. (https://www.srf.ch/srf-bewegt/10-tipps-gegen-den-inneren-schweinehund).

## Impressum

Bibliografische Information der Deutschen Nationalbibliothek: www.dnb.de.



| | |
|---|---|
| Verlag | Stämpfli Verlag AG, Bern, www.staempfliverlag.com |
| Lektorat | Nicole Simmen |
| Korrektorat | Stämpfli AG, Bern, www.staempfli.com |
| Gestaltung | René Rüeggsegger, Bern, www.oxon.ch |
| Gesamtherstellung | Stämpfli Verlag AG, Bern |
| Umschlagbild | RAW'FILERS by Michael Schär, Bern, www.michaelschaer.ch |

ISBN 978-3-7272-6022-3